これからICUの新設やリニューアルに携わる人へ

スタッフを支える ICUの環境とデザイン

監修　道又元裕

Vexon International

設計・建築の図面記号の見かた

本書では、ICUの設計・建築に関連して、設計図や図面記号が随所に登場します。ドアや窓、エレベーターなど、基本的な図面記号の見かたをまずはおさえておきましょう。

実際にもっと細かく図面を読むには、さらに多くの記号や条件を知っていないといけませんが、おおよその図面の読み方、この程度を知っているとイイかも！といった情報を記載します。

鍋田知宏（Design Lab.+Ca代表）

1 図面について

図面とは、実際の空間を第三者に伝えるための表記です。部屋の中心に立ってそれぞれの方向を水平垂直に表記したものとなり、天井伏図のみ室内から見上げたものではなく、平面図と同じように上部から天井を透かして見た状態を描きます。

平面図では、

(1) 目線より上にあるものは、点線で描かれます。

(2) 建築工事ではない家具(ベッドやカートなど)も点線で描かれることがあります。

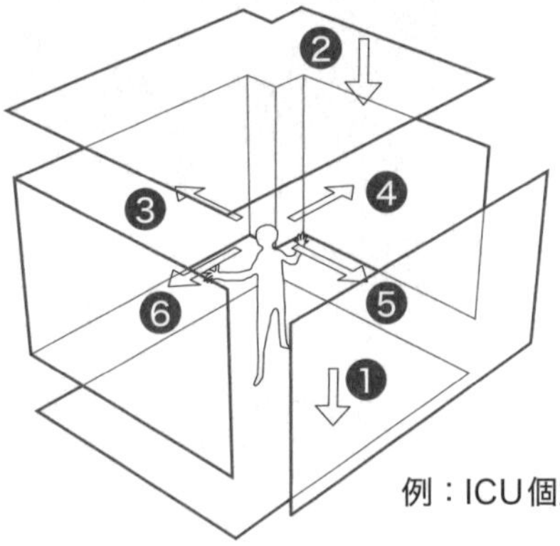

例：ICU個室

❶ 平面図（へいめんず）

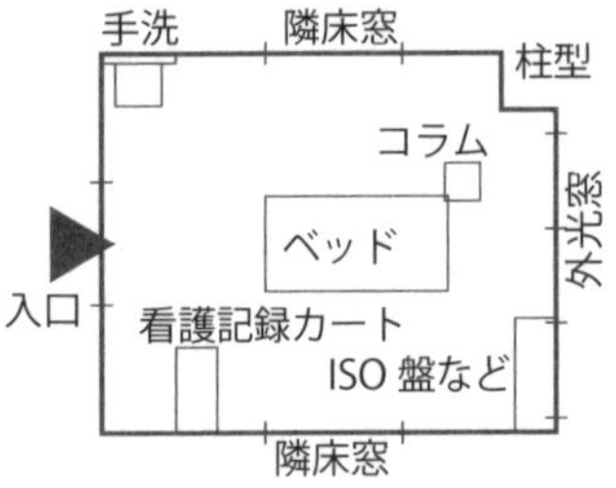

❷ 天井伏図（てんじょうふせず）

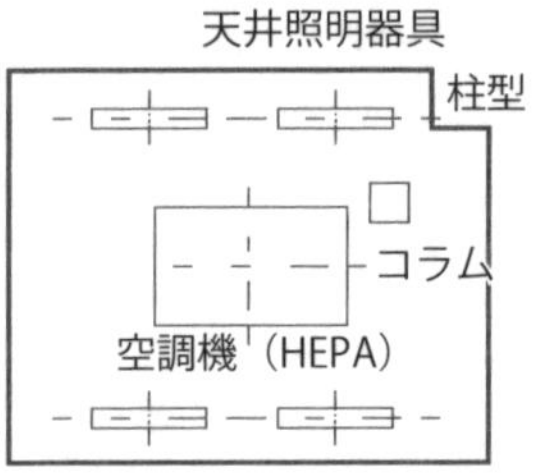

❸ 立面図（りつめんず）

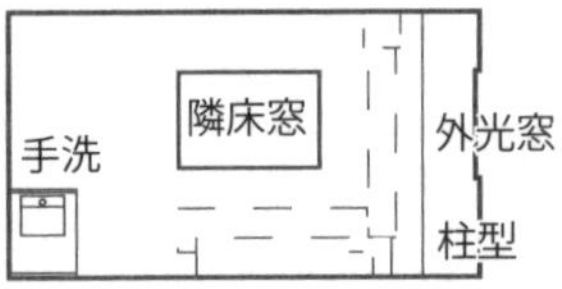

❹ 立面図（りつめんず）

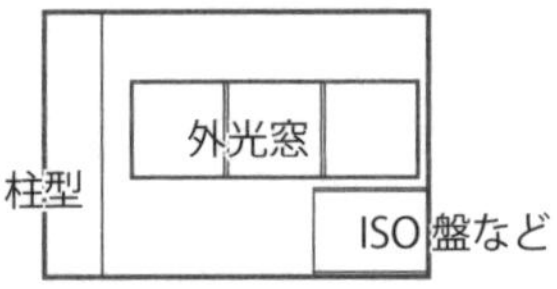

❺ 立面図（りつめんず）

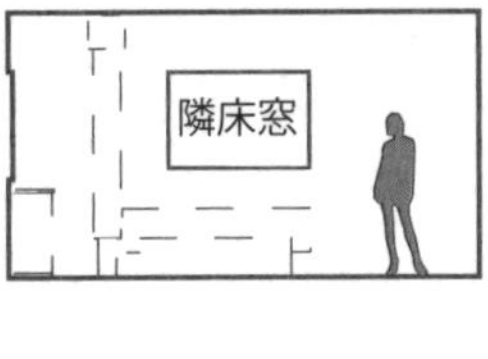

❻ 立面図（りつめんず）

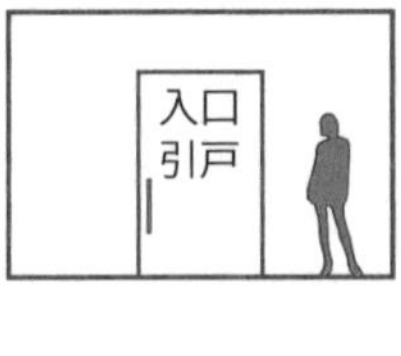

② 縮尺について

建築の図面には縮尺があります。巨大な空間をA2やA3の用紙に描くので小さく縮めて描く必要があるからです。縦横を同じ比率で縮尺したものを、次のように表記します。

S/1：10、S/1：30、S/1：50 ………S/1：100など。

これらはそれぞれ、縮尺10分の1、30分の1、50分の1、100分の1を意味します。それぞれ巨大なものを、縮尺サイズに縮めて描くという意味です。すべての図面には、必ずこの表記が記載されています。

③ 内法寸法と芯心寸法、柱間寸法について

「特定集中治療室管理料を取得するために内法寸法で20m^{2}を取る」という文言をよく見かけますが、内法寸法とは、部屋の壁から壁までの距離で測った面積のことを指します。建築図面などでは、壁の内側の中心、実際には目に見えない中心から中心の距離で面積を算出したりしますが、こちらは、芯心寸法と呼ばれます。また、柱間寸法とは、柱と柱の中心距離を表す寸法です。

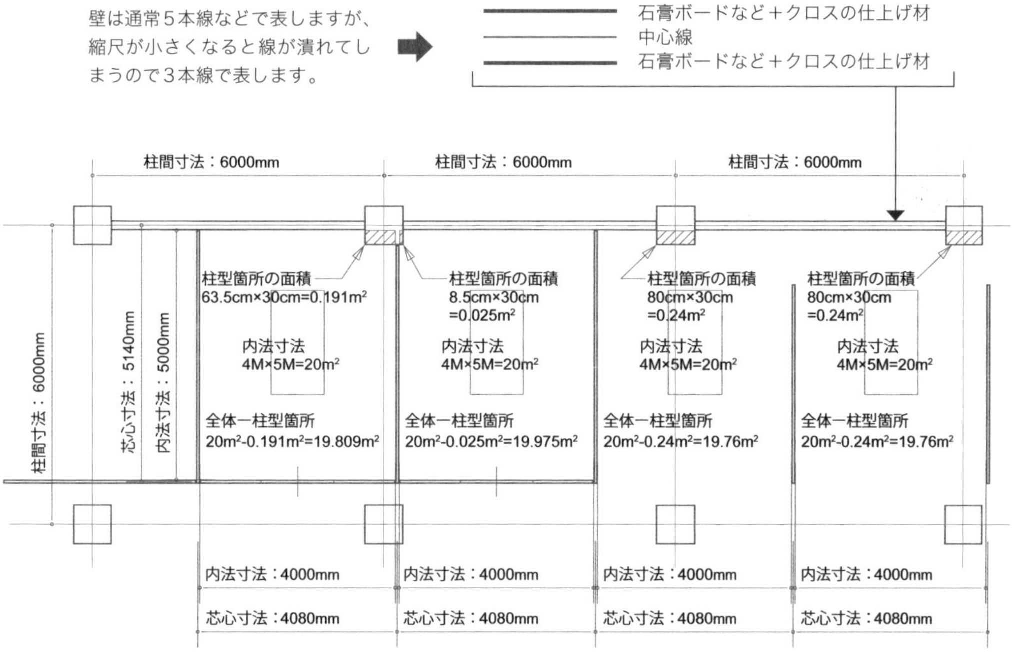

※特定集中治療室管理料を狙う際の前提条件として「内法面積15m^{2}や20m^2」がありますが、実際は4m × 5mの内法寸法では、面積が足りなくなってしまうことがあります。思わぬ落とし穴である「柱型」や「ウォールケアユニット」など窓際に置かれる「家具など」によって面積をとられてしまう場合があり、そうなると実際は、4m以上、5m以上の内法寸法をとっておいたほうが安心です。

4 図面表記について

平面図に表記されているものです。図面の縮尺によって表記の仕方が多少変わります。100分の1の図面に比べて10分の1の図面は、より細かく描かれます。

● 扉(ドア・引戸)、開口部

ドア

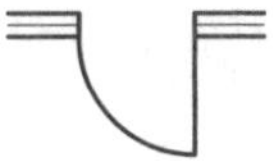

片側開ドア

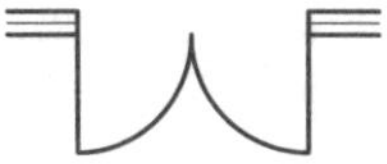

両側開ドア

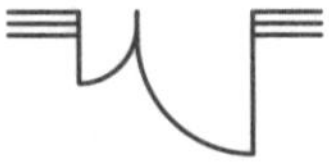

親子ドア

両開きのドアの片側が幅1m、片側が幅60cmなど、通常は片側だけを活用し、必要時に両開きとして活用するものです。

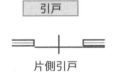

引戸

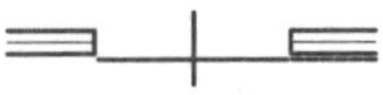

片側引戸

ICUの個室などで一般的に使用されているスライド式のものです。

窓

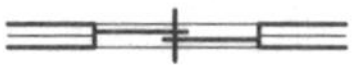

引違窓

● シンク

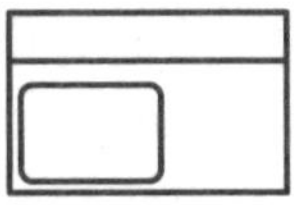

L1000

(幅1mのシンクということです)

● 手洗

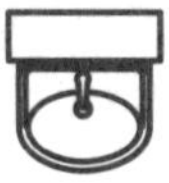

● 汚物流し

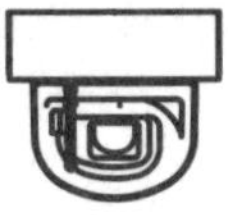

● 階段

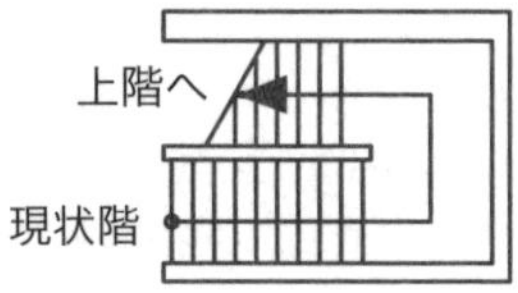

● エレベーター

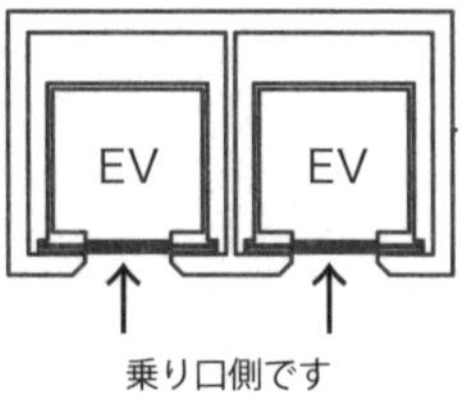

● トイレ

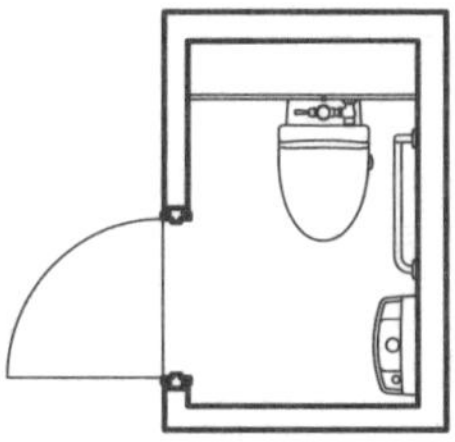

● 車椅子用トイレ

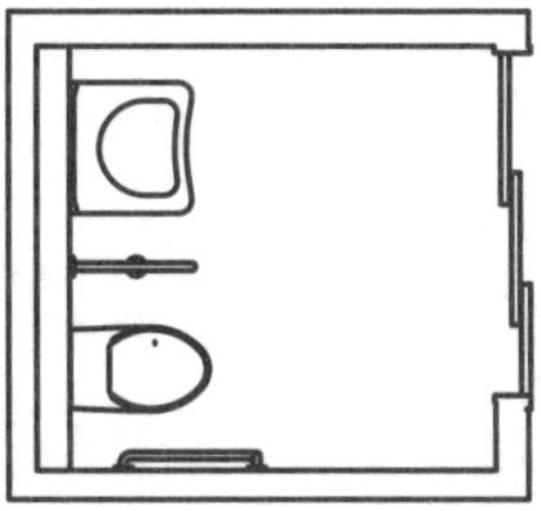

5 図面記号について

● 照明器具 天井伏図に表記されます

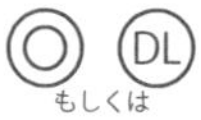 ダウンライト	※LEDのタイプは、LEDと表記されます。
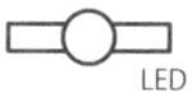 蛍光灯(LED)	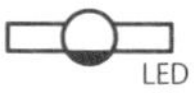 蛍光灯壁付け

● スイッチ 平面図に表記されます

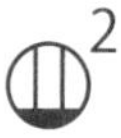 (「2」はコンセントの口数) コンセント	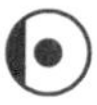 電話用アウトレット
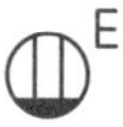 アース付きコンセント	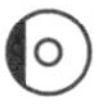 テレビ用アウトレット
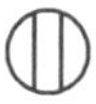 天井付コンセント	 LANアウトレット

● パイプ、ダクトスペース

基本的に最下階から最上階まで縦につながっているスペースです。各階のエリアだけで場所を移動させることは難しく、上下階のプランも含めて検討することになるため、設計終盤になればなるほど位置を変えることが難しくなります。

DS (Duct Shaft)	設備用のダクトを通すスペースです。臭気などの排気用ダクトを通します。
PS (Pipe Shaft)	設備用の配管を通すスペースです。給水や排水などの配管を通します。
EPS (Electric Pipe Shaft)	電気用の配線を通すスペースです。各階の分電盤につながります。
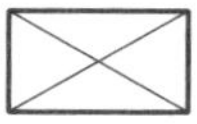 配電盤 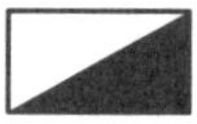 分電盤	建物外から取り入れた電気は、建物屋外(主に)に設置された配電盤を通し、100ボルトに電圧を下げられ各階の分電盤につながります。 分電盤は、各部屋に電気を分ける役割を果たしています。

本書の執筆者の1人、デザイナー・鍋田知宏氏によるICU環境デザインのスケッチ図。「設計やデザインをより具体的にイメージいただけるよう、このようなスケッチ図を描いて、看護師など医療従事者の皆さんへの説明に用いています」（鍋田氏）

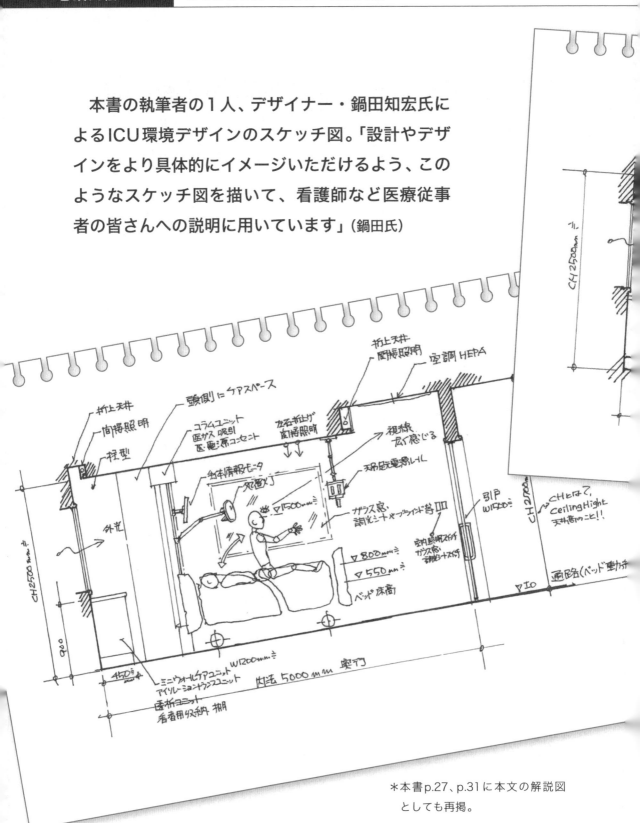

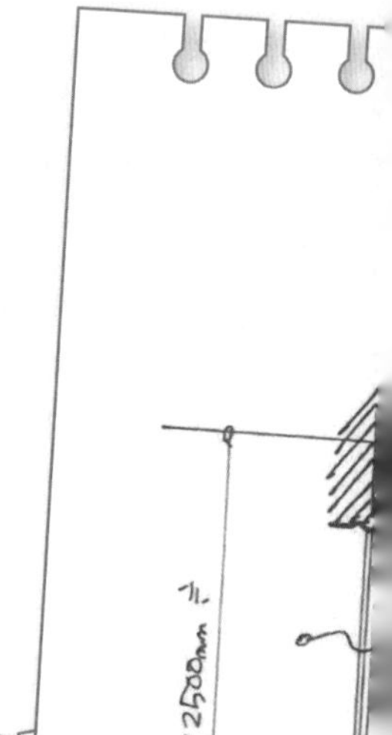

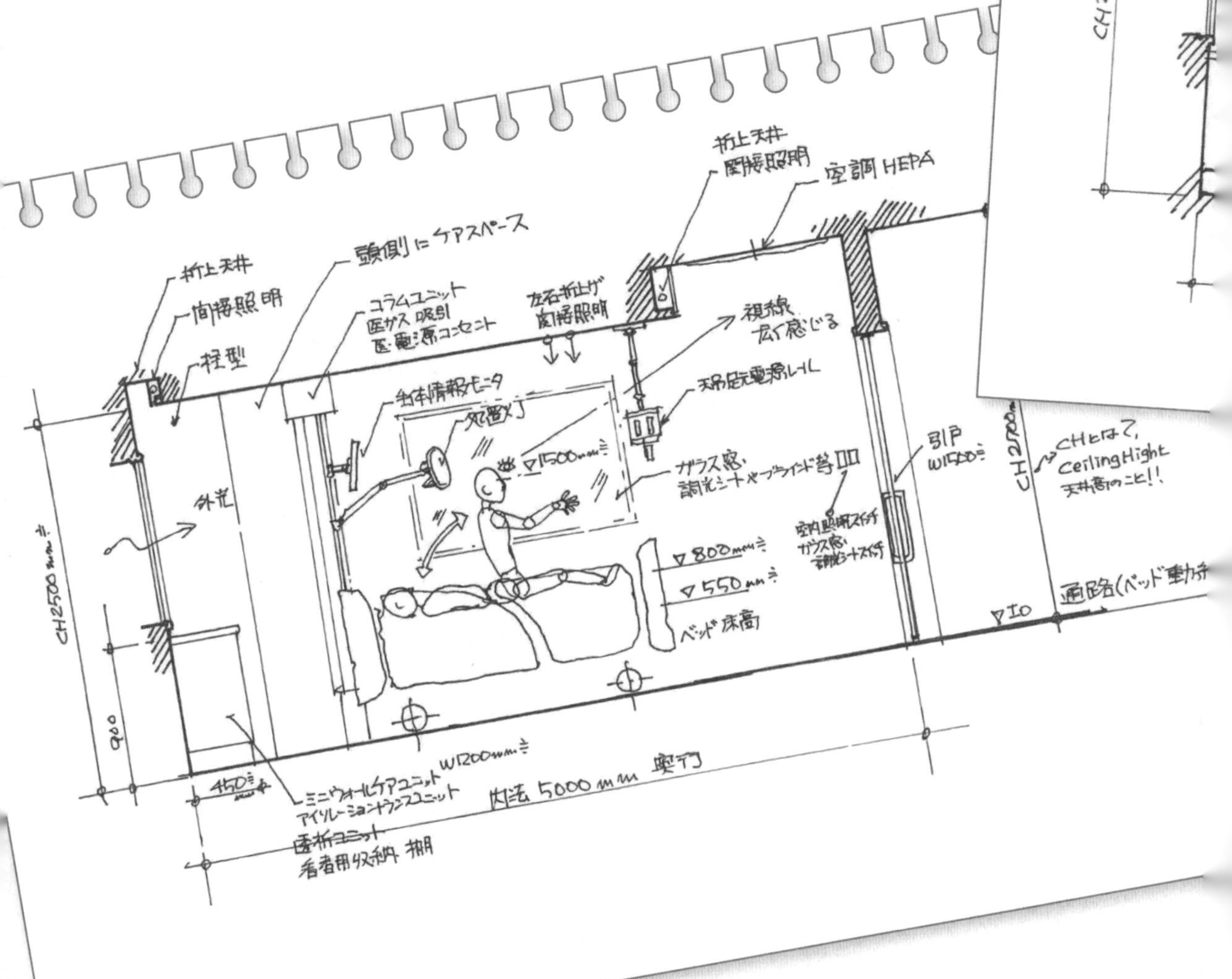

＊本書p.27、p.31に本文の解説図としても再掲。

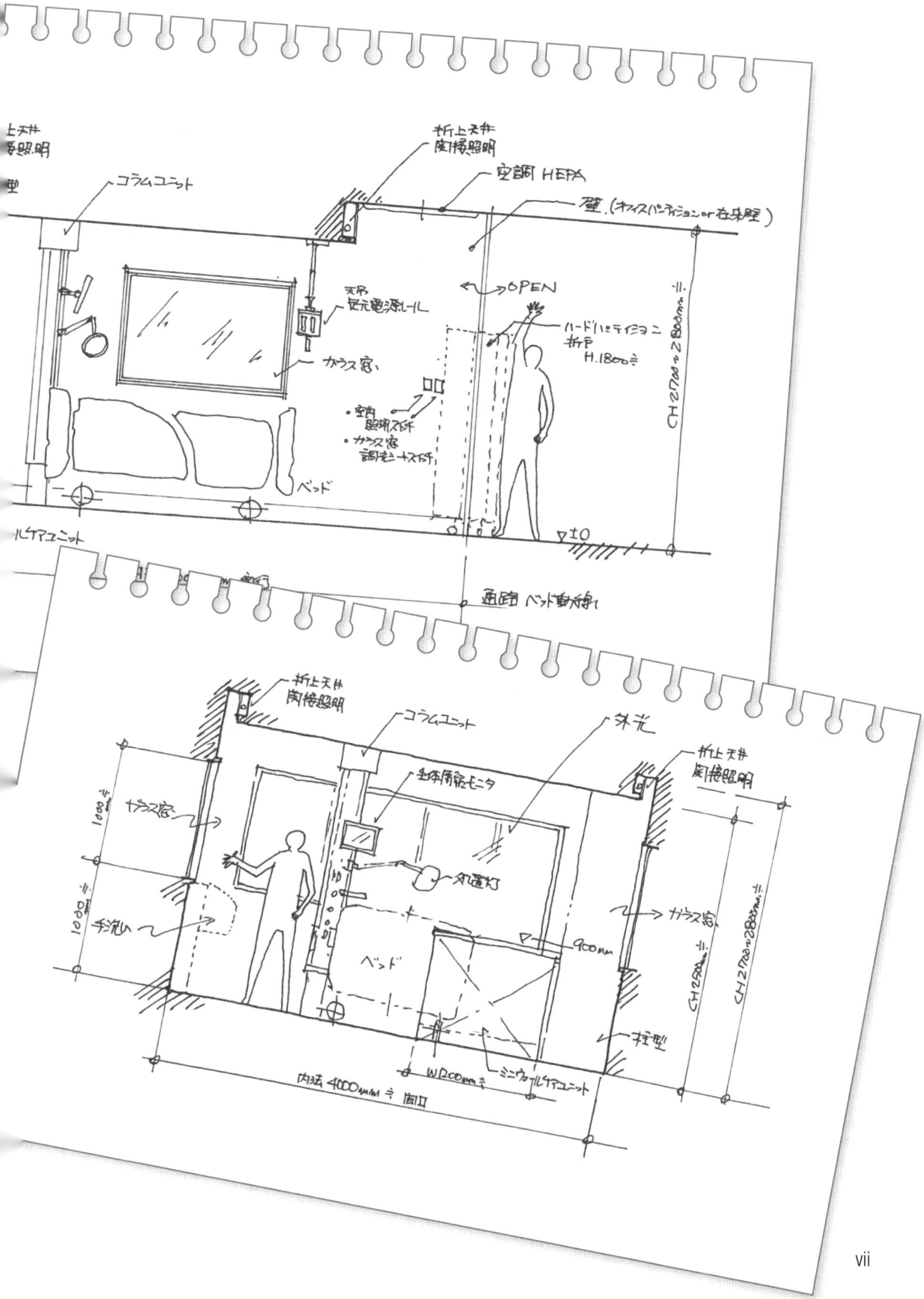
折上天井
間接照明
コラムユニット
空調 HEPA
OPEN
ガラス窓
ハードパーティション
折戸
H.1800≒
CH2700〜2800mm≒
ベッド
±0
通路 ベッド動線
外光
生体情報モニタ
ガラス窓
手洗い
処置灯
900mm
CH2500≒
柱型
W1200mm≒
ミニウォールケアユニット
内法 4000mm ≒ 間口

監修・執筆者一覧

監修

道又元裕	ヴェクソンインターナショナル株式会社 看護企画部 一般社団法人Critical Care Research Institute(CCRI)

執筆 (※執筆順)

鍋田知宏	Design Lab.+Ca代表
道又元裕	前掲
濱本実也	公立陶生病院 集中治療室 看護師長/集中ケア認定看護師
ピーターソン由紀	ミシガンメディスン・ミシガン大学 ECMOプログラム
若松ちひろ	あやせ循環器リハビリ病院 病棟師長
戎　初代	東京西徳洲会病院 集中ケア認定看護師
横山俊樹	公立陶生病院 呼吸器・アレルギー疾患内科 救急部集中治療室
大村和也	国際医療福祉大学成田病院 集中治療科 副部長
長谷川隆一	獨協医科大学埼玉医療センター 集中治療科 学内教授
高井千尋	獨協医科大学埼玉医療センター 集中治療科 学内助教
入江博之	社会医療法人近森会近森病院 集中治療センター長
山脇寛子	社会医療法人近森会近森病院 集中治療センター 看護師長
近森正幸	社会医療法人近森会近森病院 院長
西尾浩平	株式会社セントラルユニ 企画営業部 企画営業課
村野大雅	パラマウントベッド株式会社 営業推進部クリニカルケアチーム
神谷敏之	医療法人徳洲会 南部徳洲会病院 臨床工学部
後藤　圭	社会医療法人 製鉄記念八幡病院 リハビリテーション部 理学療法士
鈴木裕也	社会医療法人 製鉄記念八幡病院 リハビリテーション部 理学療法士
柴田啓智	済生会熊本病院 薬剤部 薬剤管理指導室長 救急専門薬剤師
真壁　昇	関西電力病院 疾患栄養治療センター部長 兼 栄養管理室長

カバー・表紙・本文デザイン：サンルクス株式会社
本文DTP：サンルクス株式会社
カバー・本文(口絵 ii ～vii、p.15、24、27、31、39)イラスト：鍋田知宏 (Design Lab.+Ca代表)

序

ICUは急性期にある重篤な患者を治療・看護する病院内のいわば特殊な病棟といえます。そのICUの建造に際しては、そもそもICUがなく、医療サービスの必要性からICUをはじめて建造、または、これまでの機能とは別のICUを新たに建造、さらにはICUの建物の老朽化・狭隘化によって、大規模な改修、造築、建て替えたい、などのさまざまな理由によって建造が決定されます。それを決定する病院経営者や病院幹部の思いも個々多様で、たとえば、経営の不振をカイゼンするために、あるいは、地域医療構想・医療計画への適応を考慮し、はたまた、病院統合・再編のために必要かもしれません。

いずれにせよ、ICUを建設・再整備するということには、さまざまな理由と決定があるわけですが、その理由から起こる「ICUへの思い」と「描く決定」は、プロジェクトから、多大な資金を投じての事業として進んでいくということです。つまり、この進め方の質の良し悪しで、関係者の皆が概ね満足して働ける、ICUで医療サービスを受ける患者(家族含めて)がコンフォートを感じられる、その良し悪しの問題に対する回答は、「“せっかく造ったのに”とならないために」どのようにすべきか、どう進めるかをあらゆる角度から議論して実践することだろうと思います。

ICUを「つくる」または「改築する」には、実に多種多様な大勢の人々がかかわることは当然のことです。もちろん、建設に投入可能な原資と可能な箱モノの構造を前提に病院経営者、病院幹部、病院事務担当者の初期検討、その後に選ばれた設計・デザイン関係者、建設関係者、ICUの建屋に紐づく設備、装置などの関係者との値引きを含めた(笑)検討は重要です。

しかし、病院の重要な機能を有するICUという箱モノを建造するのは、単に通り一辺倒の建設では済まされるものではなく、大勢の関係者が医療サービスを24時間365日持続的に円滑、安全に提供、収受できる場を人とモノ、モノとモノの機能的かつコンフォートを感じられる観点に立ったデザインと環境である建屋(モノ・箱モノ)として、また、その施設の未来を想定した建造となることが必要なのではないでしょうか。

本書は、そんな思いから現場で働く「スタッフを支えるICUの環境とデザイン」と称して、「せっかく造ったのに」とならないための視座をICUの医療に長年携わってきた各分野の専門家の方々に執筆していただきました。どんな理由にせよ、ICUの建造が必要なすべての方々の参考になっていただけたら、とても嬉しく思います。

2023年6月吉日

道又元裕

「スタッフを支えるICUの環境とデザイン」

目次

Part 0

本書を読む前に～病院建築の現状と課題～

Part 1

ICUの環境づくりにかかわるデザイナーの視点から

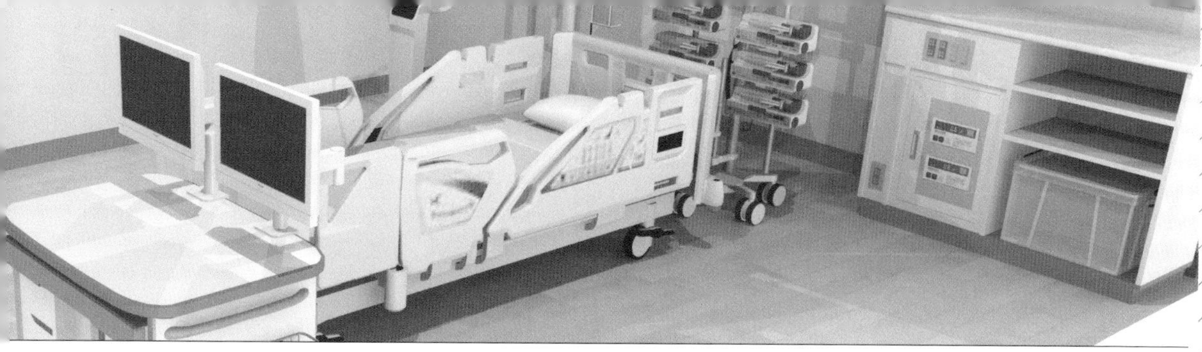

Part 2

わたしが理想とするICUの環境とデザイン！

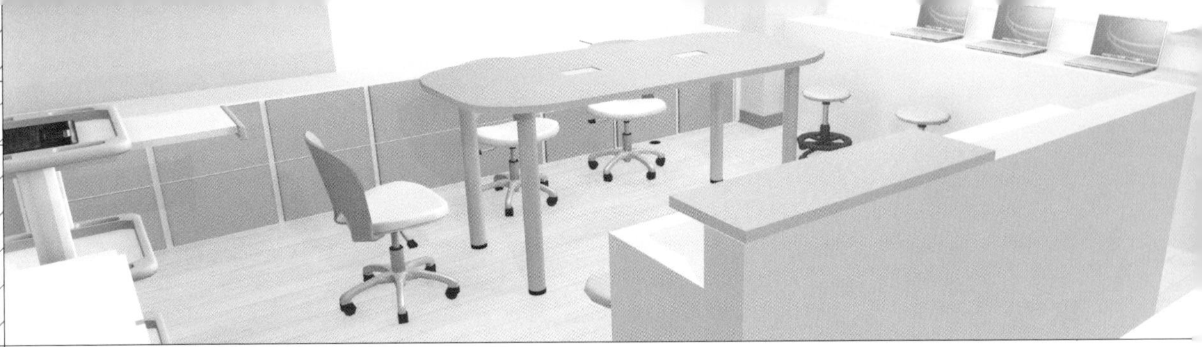

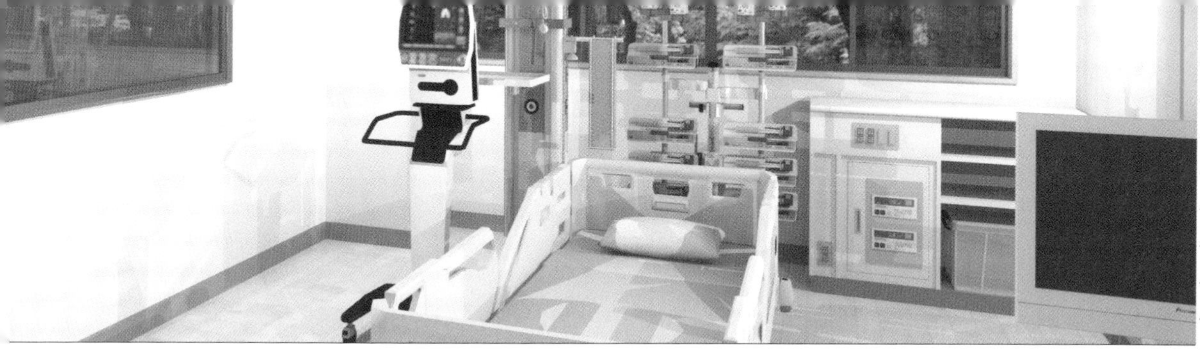

Part 0

本書を読む前に ～病院建築の現状と課題～

「せっかく造ったのに」とならないために
ICU環境の特徴と造営・改築時の“障壁”とは

道又元裕

「病院をつくる」ということ

病院を「創る」または「改築する」ときには、実に多種多様な大勢の人々がかかわりを必要とします。建設に際して、病院経営者、病院事務担当者、設計関係者、建設関係者などによる建設に提供できる原資と許容できる(可能な)建屋(箱物)の構造を前提にした検討が最初に行われます。

病院という建物は、単なる建物ではなく、大勢の医療関係者が医療サービスを同時にかつ、持続的に円滑に提供でき、また、それを収受する多くの人々(患者、家族)がコンフォートできるアメニティも備えた多様な機能が備わっている建屋が必要です。それには、すべてのユーザーとモノとモノとの良好な関係となる製品の材質・機能および美的造形性などの諸要素と、技術・生産・消費面からの各種の要求を検討・調整する総合的造形計画に基づいた、いわゆるデザインとそれによって構造化された建屋であるべきです。

したがって、このようなデザインとモノである建屋を実現するためには、建設が決定した最初の検討後から、建物を実際に使用するスタッフの意見や要望を取り入れたかたちで造営が行われ、さらに微々細々の追加補修などというかたちで造営が進められていくというのが理想的かと思います。ICUという1つの病棟(ユニット)を造営するだけでも、それは同様です。

ICU造営時の問題点

しかし、ICUという病棟には、一般病棟と比べると一般的に病床数は少ないものの、多くの部門・部署が関与していますが、予算や造営期日等の問題もあり、その人々の意見や要望を最初から聞き入れてもらえないという場合も少なくありません。

それどころか、建造に際して、建屋のデザインや構造に関して実際に医療サービスを展開する人々の意見や要望が反映されていない実態よりも、前提としての大きな問題が存在していることもあります。それは、ICUのデザインや建設に関して、経験がない、または、ごくわずか、しかも、かなり昔に携わったことがある専門家が請け負ってしまった場合です。このような専門家がリーダーシップを執る、または、よくわからない事務方等の人々が横やりを入れながらの完成プロセスは、ややもするととんでもない悲惨な結果をもたらします。

例えば、デザイン、建築、建屋の構造にかかわる専門家、建屋の構造に相応して設置される諸々のシステム(ソフト)とそれに必要な諸種のデバイスにかかわる専門家同士の問題を解決するための建設的な意見交換などもなく、ただ単に単純分業の作業が進み、そして、重大な不都合が生まれることがあります。それは、あたかも非機能的細胞外液（浮腫）のように……円滑なICUの機能に寄与しない「牛溲馬勃（ぎゅうしゅうばぼつ）」の建屋が誕生することになりかねません。非機能的細胞外液は、リンパ管がドレナージしてくれますが、「牛溲馬勃」のICUは、何も施さなければ、そのままの状態です。再建外科手術を施しても、機能的な建屋になるかどうかはわかりません。

⊖ 造営後に起こる「なんともはや」なことと解決へのヒント

実際のICU建造における実例の中には、ICUを使用するスタッフがICU環境のすべてを確認できるのは、ICUの造営が終了してからということも間間あります。

その結果、造営が終了後にスタッフが環境の全容を確認してみると、実際に使用する人々から聴取していたら回避できたはずの使い勝手の悪さ、構造上の不備、環境面における重大な問題などが発覚することもあります。

これが、「使い勝手の悪さ」となれば、「スタッフが使い慣れてくださいという回答と指示」で問題を解決とする不本意な泣き寝入りケースもあります。一方、医療法や医療管理に抵触する問題であれば、使い慣れるどころの話でなく、ICUをオープンする前になって大きな改修工事を余儀なくされたケースもあります。さらには、オープン後に不可欠なものの不備に気付いて、改めて部分改修工事を行うという、驚き呆れる感も否めない「なんともはや」なケースもあります。

造営後の改修工事は、計画外の支出、開床期日の延期・一部中断による制限によって病院経営、患者サービスの質低下などの負の連鎖をもたらしてしまいます。

これらを生み出す背景にあるものは、一口に言ってしまえば、当該施設における「コミュニケーション不足」となりますが、問題は重大です。例えば、経営者を含めた病院管理者が現場で働く職員の知を活用できない、活用しない組織管理能力、スタンスのあり方や病院やICUなどの建屋は働く人々が提供する質の高い医療サービスと密接な関係にあることの認識不足、さらには依然として変わりようのない組織の無意識なヒエラルキーなどが存在していることなども伺えます。また、これらに関連して、ICUのデザインや建設を託す会社と専門家に関するリサーチ不足の結果による誤った依頼となることもなくはないです。

現場で献身的に働く人々の要望に対して「これをつくるのにいくらかかると思ってるんだよ～」と一喝された経験をしたことが私もあります。

莫大な資金（借り入れもしての）を投じてのモノづくりです。だからこそ、未来を見据えた、その現場で働く人々とICUで医療サービスを受ける人々が少しでもコンフォートできるICUを造るために、大事な資金を投入してほしいものです。そして、現場のスタッフの方々は、あきらめずに自分たちが働くICUの新たな建造のデザインと構造に積極的にかかわっていただきたいと切に思います。

column 1

ICUの新設時によく出てくるキーワード

「特定集中治療室管理料」とは

本書に頻繁に登場するキーワードとして、「特定集中治療室管理料」があります。医療機関の収入の源となる診療報酬の算定項目で、一般病床などが対象となる「入院基本料」とは異なり、集中治療や救命救急治療など通常の病床では対応できない特定の機能を持った病床が対象となる「特定入院料」の1つです。対象となる患者は厚生労働省によって定められており、集中治療にかかわる医師が患者に対して特定集中治療管理が必要と認めた場合に算定されます。

特定集中治療室管理料は現在、1～4まで4段階の評価があります(表)[1]。1、2は、2014年度の診療報酬改定で新たに設けられた項目で、広い治療室面積や医療スタッフの充実など、より高い施設基準や算定要件を満たさなければ取得できません(従来の特定集中治療室管理料が3、4)。

例えば、本書でもたびたび論点となる「病床の広さ」も、施設基準項目の1つです。特定集中室管理料1、2は「1床あたり20平方メートル以上」、3、4は「15平方メートル以上」が基準とされています[2]。もし、病院(ICU)として「特定集中治療室管理料1を取りたい」となれば、1床あたり20平方メートル以上の確保が必須となり、それが設計・建築のフェーズへと反映されていくことになります。なお、ICU設置の際のさまざまな指針を示した日本集中治療医学会による『集中治療部設置のための指針 2022年改訂版』においても「病室面積は1床あたり$20m^2$以上を推奨する」と示されており[3]、この数字はこれからICUを作ろうとする医療機関にとって拠り所になっているといえます。

とはいえ、ヒト・モノの動線がひしめき合うICUという環境で、単にこの数字を確保するだけでは、いざ出来上がったときにさまざまな「こんなはずじゃなかった」に現場スタッフが直面することになる、それがICU設置の際に長く横たわっている問題となっています。 (道又元裕)

表　特定集中治療室管理料の点数(1点＝10円)

特定集中治療室管理料1	
イ　7日以内の期間	14,211点
ロ　8日以上の期間	12,633点
特定集中治療室管理料2	
イ　特定集中治療室管理料	
(1)7日以内の期間	14,211点
(2)8日以上の期間	12,633点
ロ　広範囲熱傷特定集中治療管理料	
(1)7日以内の期間	14,211点
(2)8日以上60日以内の期間	12,833点
特定集中治療室管理料3	
イ　7日以内の期間	9,697点
ロ　8日以上の期間	8,118点
特定集中治療室管理料4	
イ　特定集中治療室管理料	
(1)7日以内の期間	9,697点
(2)8日以上の期間	8,118点
ロ　広範囲熱傷特定集中治療管理料	
(1)7日以内の期間	9,697点
(2)8日以上60日以内の期間	8,318点

引用・参考文献

1)厚生労働省：別表第一 医科診療報酬点数表 https://www.mhlw.go.jp/content/12404000/000907834.pdf
2)厚生労働省：基本診療料の施設基準等及びその届出に関する手続きの取扱いについて. 保医発0305第2号、令和2年3月5日. https://www.mhlw.go.jp/content/12400000/000603890.pdf
3)日本集中治療医学会理事会, 日本集中治療医学会集中治療部設置指針改訂タスクフォース：提言 集中治療部設置のための指針 2022年改訂版. 日集中医誌 29：467-484, 2022.

Part 1

ICUの環境づくりにかかわるデザイナーの視点から

ICUの環境を作るには
～「デザイン」とは何か～

鍋田知宏
Design Lab. + Ca 代表

Point

- □ ICUの新築や改修を行ったとしても、いざ出来上がると「こんなはずではなかった」となることも多く、問題を抱えたまま現場が動いていくことも多い。
- □ 理想のICU環境とは、患者、家族、そして現場スタッフの「ストレスを減らし」、「集中ケアの質を向上させる」環境といえる。
- □ ICUの「環境を作る」とは、「デザインする」ということ。デザインとは、「物と物との関係性」と「感覚の数値化」というテーマが基本となっており、その2つに対する取り組み方法として「フラグとプロセス(発見と解決)」がある。

よりよいICUの環境を作るには

よりよいICUの環境を作るには、どうすればいいのか？

ICUの環境作りの現場に伺うと、どこの現場でもいくつかのトラブルが生じています。私は、住宅をはじめ店舗等さまざまな環境や製品の設計デザインを行っていますが、その中でもICU環境作りのプロジェクトでは、実に多くのトラブルが生じています。簡単なものから始まって、取り返しがつかないくらいに絡まってしまったものまで、臨床現場が望むこと、事務方や経営層が望むこと、設計会社や施工会社が考えること、それらがキチンと整理されずに時間だけが進んでいってしまうわけです。そして残されるのは、その時点でのあきらめと、ICUオープン後の臨床現場スタッフのドタバタ……。

いつも傍から見て思うのは「もっと事前にうまくやれば素敵なICU環境が出来上がるのになぁ」ということ。しかしながら現状の現場は、そうもいきません。

そのジレンマを解消するために、何が必要なのか？

理想のICU環境とは？

どうしたらそんな理想が叶うのか？

ICUの環境作りにかかわるデザイナーからの視点や肌感覚を通して、皆さんに共有できる情報を整理してみました。

ICUの環境デザインにかかわるきっかけ

元々、ICUの環境デザインにかかわるきっかけとなったのは、2011年～2012年のパラマウントベッド株式会社との仕事です。集中治療室のシミュレーションスタジオを開設することになり、当時の木村恭介社長からお声がけをいただき、企画の段階から参加したことが始まりでした。

当初は、集中治療室が何であるのか？ なんてほとんど知らないなか、右も左もまったくわからないまま参加をさせていただきました。ですので、当時のプロジェクト推進役だった水上渉さんの後を付いてまわり、さまざまな臨床現場を覗かせていただきながら日々ICU環境について肌で感じることでICUのシミュレーションスタジオをどのように設計デザインしていくか？ を整理していきました。

さまざまな現場の医師や看護師にお会いして感じたのは、皆さんが日々行われている業務は、まさにデザインであるということ。私が考えるデザインの取り組み方法とは、フラグとプロセスであり、問題や課題を漠然とした五感で感じながら、それを数値化し、目標を達成した後も結果を検証し修正し続けるという一連の流れであるということ。まさに「医療や看護はデザインだ」と感じ、名付けたのがシミュレーションスタジオ・MDS(Medical Design Studio)でした。この名称は、その後もなんとなく浸透していき、今では当たり前のように「エムディーエス」と皆さんに呼んでいただいておりますが、そんな背景がありました。

2012年のMDSのプロジェクトから、実際に臨床現場のデザイン設計業務を請け負うようになったのが翌年の2013年。この年から、具体的な案件をパラマウントベッドと一緒に進めていくこととなり、私のICU環境デザインの取り組みが始まることとなったのです。

⊖ デザインとは何か

1 思いもよらぬ誤算

厚生労働省の令和2年3月の統計を見ると、全国に医師が339,623人、看護師が1,280,911人、准看護師が284,589人いらっしゃいますが、ICUの新築工事や改修工事などに携わったことがある方は、どのくらいいるでしょうか？ また、そのなかで、携わったICU環境について満足している方はどのくらいいるでしょうか？

そうなんです。理想のICUを……と思って実際に出来上がってみたら、不平不満が山のように噴出する、そんな方々が大勢いらっしゃいます。

実際に、そういう不満の声が、我々のところにも多く飛び込んできます。

・こんなはずじゃなかった。

・実際に施工する前に、設計側と密に打ち合わせを繰り返しておけばよかった。

ならまだしも、

・あれだけ設計側に伝えたのに、その通りになっていない、なんてことも多々あります。

そんな出来上がってしまったICUの状況、現場では、このような3つの問題が生じていると思います。

【出来上がったICU・3つの問題】

❶現状何とかなるので「まぁいいか……」

❷現場スタッフや何か道具で対応すれば「よくなるかもしれない……」

❸すぐに「対応すべき」だが、設計に言って「直してもらえるだろうか……」

結果、現場のスタッフが多忙ななか、時間を割いて何かしらの対応を行ったり、ストレスに上塗りをしたりしているわけです。

それだけならまだしも、もうあきらめるしかないということで、せっかく作った特定集中治療室管理料を手放し、1床分の個室を医療機器の器材室代わりに使っている現場もあったりします。これでは、ICUだけの問題ではなく、手術室や救急外来、一般病床との関係性、さらには病院経営にも直結するような問題も多く生じてきてしまうことでしょう。

そんなことが、現状のICUの現場では、シレッと起こっているのが日常です。いや、怒っている……のは、現場のスタッフであり、その時点ではもう設計も施工も現場に顔を出してくれることはありません。なんとも本末転倒な状況が現場スタッフに重くのしかかるわけです。

そんな状況をここ数年で多く見聞きしてきました。

ICUに携わるスタッフの方々、患者や家族のストレスができる限り少ない環境作りに向けてなんとか改善できないか？ いろいろと試行錯誤しながら、我々デザイナーもメーカーと一緒に、日々悩んだり動いたりしています。

2 理想のICU環境って何？

さて、理想のICU環境って何？ ということですが、私は、こう考えています。

- 特定集中治療室管理料を取るための施設基準だけではない環境作り
- 「集中ケア」の質を向上させるICUであること

それは……、

＝患者や家族のための環境作りである

＝スタッフのための環境作りである

では、それって何？ ということですが、それは、「ストレスを減らす環境作りであること」だと考えています。

ここでいう、ストレスって何？ ICU環境でのストレスとは？

- 患者が抱えるストレス
- 家族が抱えるストレス
- スタッフが抱えるストレス

ICUの環境においては、この3つが挙げられると思います。

この3つのストレスを減らす環境づくりが「集中ケア」の質の向上につながるのではないでしょうか？ そしてそれは、集中治療室を退室した後の患者の状態をいかによくするか、ということにつながるものだと思います。

そんなことできるの？ って思われる方々もいると思います。まずは、実現するにあたり、私が日ごろ考えている・行っている「デザイン」という業務についてのお話をしたいと思います。この「デザイン」という取り組み、ICUの環境作りにうまく活用できるものだと日ごろから考えています。

3 デザインとは何か？

ICUの環境を作るということ、私はそれを「デザイン」であると捉えています。では、なぜ「デザイン」なのか？「デザイン」とは何か？ そういった話を簡単にしたいと思います。

「デザイン」とは何か？ 大きく2つのテーマがあると思っています。

1つ目は、

- 物と物との関係性

2つめは、

- 感覚の数値化

です。

そして、その2つのテーマに対しての取り組み方法として、

- フラグとプロセス（発見と解決）

があると考えています。

それでは、順番にお話していきます。

1 物と物との関係性

まず、物と物との関係性についてです。

私は、すべての根源は「物」にあると考えています。そして、物と物との関係性がすべての基本となっていると考えて、日々デザインを行っています。

「物」とは、例えば、1本の樹木であったり、切り株であったり、石であったり、さまざま考えられますが、世の中すべてを「物」として捉えることができると思うのです。建築物も建物(たてもの)と呼びます。そして生物、植物、動物……人物とも言います。我々人間も60兆個の細胞から成る「物」なんです。

例えば、1本の切り株は、旅人にとって何にも変え難い拠り所となります。それは、誰かが設計やデザインをした物ではなくて、たまたまそこにあった自然の状態ですが、旅

理想のICU環境とは、
●特定集中治療室管理料を取るための施設基準だけではない環境
●「集中ケア」の質を向上させる環境
そしてそれは、「ストレスを減らす環境」であること

「ストレス」とは、
患者、家族、スタッフの
三者が抱えるストレスのこと。
この3つを減らす環境づくりが
「集中ケア」の質の向上に
つながる！

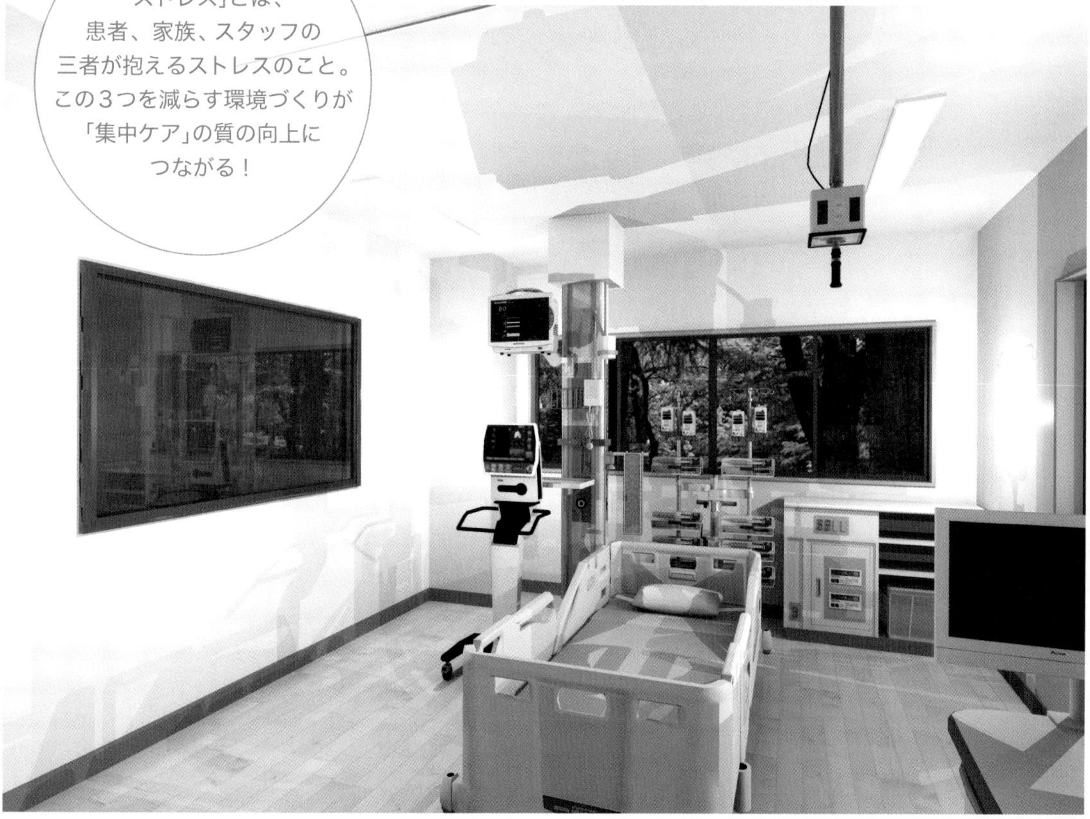

人にとっては、腰を下ろすきっかけとなり、旅人と切り株の関係が、拠り所という環境を作り出します。

切り株も「物」、旅人も「物」であり、その関係は「物と物との関係」となります。

都市は、多くの「物」が寄り集まって作り出される環境です。俯瞰的に見ると、曖昧な都市像が見える気がしますが、都市を都市として成立させているのは、巨大なインフラとそれぞれ個別に建設されて関係性を持ち合っている建築物なのです。

この建物1つひとつのなかにはインテリア空間があり、建物の外側には道路があって、我々人間は、この建物の内外で、様々な「物」と関係しながら生活をしているわけです。

日本に古くからある木造家屋には、柱という構造材があります。この柱、1本だと、そこに寄りかかったり背中をつけたり、家具の背にしてみたり、例えば、この柱が間隔を開けてもう1本立っていたらどうでしょうか？

そこには、「間(ま)」が生じます。

柱と柱の「間(あいだ)」です。かつて日本の木造家屋では、この柱と柱の間のことを「間戸(まど)」と呼んでいました。これは西欧でいう窓(Window)とは違い、柱と柱の間には「建具」が収まります。建物が置かれた地域にある「四季(時間)」を取り込んだ内と外との関係性を作り出しているのが、この「間戸」なのです。とても豊かな文化だと思います。

柱と柱の間隔、これが塀や建物同士だったらどうでしょうか？

塀と塀、建物と建物の幅が1m程度だったら、そこは通路になるかもしれません。その幅が3mあるとしましょう。そこに、ちょっとした縁台や花壇、植木鉢を設けて通路プラスちょっとした生活環境となるかもしれません。路地裏空間の誕生です。5mもあれば、立派な中庭となり、洗濯物を干したり、井戸端会議が始まったり、子どもたちが遊んだり、もっと広いと、さらには集会などが開かれたり……。

このように塀と塀、建物と建物といった「物と物との関係性」の距離感が、その環境の機能や付加価値を作り出すことになるわけです。この「関係性」は、そのままICUエリアの空間構成へ置き換えて考えることができるものなのです。

2 感覚と数値

さて、物と物との関係性とはいいますが、そこにどのくらいの距離が必要なのか？ どの程度の高さや広さがあったらいいのか？ 密集度は？ 設備の容量がどの程度必要となってくるのか？ どのように考えていくのか？ について話していきます。

[スタートは漠然とした思いから]

物と物との関係性とは、物理的な話をしているようでいて、その根本には、人間の感覚や思いが存在します。それは、雲をつかむような「思い」です。「こうあったらいいよね」「こんなICUいいよね」とか、そういった理想的な漠然とした「思い」が基本にあります。もちろん、「諸条件」や「前提」といった存在があるのが「特定集中治療室管理料」や「建築基準法」などというもの。しかしながら、その「諸条件」や「前提」以上に、スタッフの皆さんの「思い」が何より、すべてのスタートとなっていくのです。

「医療機器を仮置きしておけるように、ここは広めの通路が欲しいよね」とか、「オペ室からのベッド動線上に邪魔な仮置き器材を置きたくないから、この辺りに器材室が欲しいよね」とか、そういった漠然とした「思い」が前提として生じ、そこに対して感覚と数値という「具体」が現れます。

[2種類の感覚と数値]

そんな感覚と数値とは、大まかに2種類挙げられます。

❶細かい数値まで検討をしなければならない「感覚と数値」
❷そこそこアバウト感やファジー感が重要になる「感覚と数値」

建物の設計や建設に関わる建築基準法や、医療法、特定集中治療室管理料を得るための施設基準、建築付帯設備などを検討する際は、例えば、特定集中治療室管理料1～4を取るためのICU病床の必要面積、15m^2や20m^2という病床面積について、また、1床あたりの電源の容量や医ガスの容量についてなど、設備や申請の前提に絶対的な数値が設定されています。

もしくは、このカウンターは、A4サイズの書類を乗せて書き物を行いたい、21インチのモニタが5台乗るから、このカウンターのサイズはこの程度必要である、これらの場合も同様です。

対して、それ以外の数値に関していえば、基本的にどのようでもよいわけなんです。お好みの数値でよいのですが、現在一番放っておかれるところ、一番考えられないところが上記❷の数値だと思います。

それは、人と人、人と空間との関係性にかかわる箇所ともいえます。とてもアナログでファジーなところがあったりします。人間には、身長差もあるし、人それぞれの快不快もあります。デザイナーが行っている数値の前提とは「曖昧な感覚」です。それは絶対的なピンポイントでの数値が求めづらい状態になります。

[ファジー感と「お袋の味」]

例え話ですが「お袋の味」ってありますね。子どものころから食べ続けてきた母親の味です。この母親の食事がなぜ飽きないのか？というお話があります。

母親の味は、日々天候や母親の体調、気分や機嫌によって微妙にさじ加減が変わってきます。毎日、味噌の量や出汁の分量、塩っ気などが微妙に違っている。だからこそ飽きずに毎日食べることができるのです。

その微妙な違いを含めた曖昧な全体像が「お袋の味」となるのです。

逆に、飲食店の場合は、毎日同じ味を作っていくことに意味があります。しかし、この同じ味を毎日食べ続けると、おおよそ飽きてきます。毎日、コンビニ弁当だとか、チェーン店の牛丼だとか……毎日食べても飽きないという人も中にはいると思うのですが、たぶん少数だと思います。この「お袋の味」って、まさにデザインや設計のファジーな部分に近いのではないかと思うのです。

また感覚的に、対象の規模が大きくなるにつれてこの数値の振れ幅も大きくなり、規模が小さくなると、この振れ幅も小さくなると感じています。 単純な話「手に触れて使う道具や常に身につけている衣服、そういった身体に近しい、サイズ感の小さな物」は、手触りや指触り、部品同士の接続部位の溝など、微細な関係性を調整していく必要があります。逆に、建物のエントランス吹抜けやホールなどのような、規模の大きい物に関しては、視覚的な関係性(距離感とか、広狭感とかそういった感覚)の調整が重要になってきます。

[「曖昧さ」を研究する感性工学という分野]

そしていずれにも、数値だけでは言い表せない感覚、そういったファジーな部分がとても重要なのです。「そうでなければいけない数値」ではなく「なんとなくの振れ幅をどの程度許容できるのか？」という「物づくり」「物と物との関係性」がとても大切だとデザイナーは、常日頃考えています。 昨今では、そういったデザイナーが肌感覚で身につけ実践で活用している「曖昧な感覚」などを研究し応用していく学問もあります。

私が現在とても興味深く関わらせていただいているのが「感性工学」という分野。この「感性工学」には、この先の「人間が中心となった、物と物との関係性」に対して大きな切り口があるであろうと、私は大きく期待をしています。

世の中は、物と物との関係をつなぐ「間(ま)」の時代から「間(あわい)」の時代にシフトしていくのを日々大きく感じています。昨今の縄文ブームも熱を上げていますが、縄文人は当時、そういった感覚が、日常で当たり前のように「あった」ワケですから、むしろ原点に戻るという感覚でしょうか？　日々確固たる軸のない根無草的な混迷な近代や現代、1万年続いた縄文の感覚は、DNAを通して現代の我々にも深く根付いている気がしてなりません。ですので、そういった感覚的な曖昧さ(振れ幅)がどれだけ目的の機能にフィットするか？　我々デザイナーは、これからの時代、感性工学に興味津々なのです。

3 フラグとプロセス(発見と解決)

ここからは、そんな2つのテーマ(物と物との関係性、感覚と数値)に対して、フラグとプロセスという取り組みが、どのように行われているのか？ という話をします。

フラグとは「こんな製品がいいなぁ」とか「こんな社会になったらいいなぁ」といった理想や目標値のことを指します。プロセスとは、その目標値を達成するための方法論や取り組みとなります。

おおよそ、製品開発や環境開発とは、社会にある問題や課題を発見し、それを解決していくことが前提にあります。まさに、その「問題や課題の発見と解決」がフラグとプロセスであり、そこから生まれた製品や環境を含めたトータル的なものが「デザイン」だと考えるのです。

ですので、私は、どんな仕事や職業、取り組みにも「デザイン」があると考えているのです。それは、問題や課題の発見と解決であり、その取り組み方や方法は種々ありますが、デザイナーは、五感を使ってそれを行う仕事だと考えています。ある意味「感ずる……」とか「気づく……」とか、そういう感覚です。それは何かというと「五感を使って違和感を感じること」ともいえます。

そんな感じるべき違和感には、2つの違和感があります。

- 利用価値のある違和感かどうか？
- 解決すべき違和感かどうか？

これは、プラスの違和感か、マイナスの違和感か、ともいえます。感覚的に、どちらの違和感なのか読み取り、それに対してどのようにベクトルを定めていくか？ が「ICUの環境作り＝デザイン」においてとても重要だと思っているのです。

では、そんな「デザイン」ですが、物と物との関係性と感覚と数値という2つのテーマをフラグとプロセスで検討していくと、最終的に「かたち」が出来上がります。それは、環境とか製品とか……そういったもので、ICU

というエリアに関わる全体像ということになります。皆さんが実際に運営を行う環境そのものということになるわけです。

この「そのもの」とは、皆さんスタッフにとっての環境であり、当然、患者やご家族にとっての環境でもあります。そしてこの環境ですが、目に見えて触れることができ、そこを行き来し、ときには休んだり、何気ない会話を交わしたり、そのような働く環境でもあるICUですが、やはり広い意味での「美しいということ」は、大前提だと考えています。

次は、そんな「美しさ」についてのお話しをします。

4 我々デザイナーが考える美しさとは？

我々デザイナーは、いつも美しさを求めています。美しさとは我々にとって絶対であり、それには意味があると考えています。

我々が考える美しさとは、装飾のことだけを指しているのではありません。簡単にいうと「機能に対しての美しさ」「機能美は、全体を意味している」と考えています。機能とは目的を果たすための役割を円滑に遂行できるようにする整理された要素ですが、そこに不要な要素が残っているからこそ無駄や問題につながっていくと思うのです。ですから、機能美、つまり余分な要素を削ぎ落とした整理された機能はとても美しく「すべてに意味を備えている状態」が残ると思うのです。

とはいうものの、若干の無駄や余白も、ときには美しさにつながることもありますが、その無駄な余白にもキチンと意味や理由があったりします。

それは、ICUの環境だけではありません。

どこのオフィス環境でも住環境でも物が散乱していたり、ゴミが散らかっていたり、なんだか居心地が悪かったり、いつも同じ角に足をぶつけて痛がったり、埃だまりができてしまっていたり、そういった環境はとても美しいとはいえません。なんとなく成り立ってしまってはいますが……。しかし、どこかで心が疲れてしまったり、人間関係がギクシャクしたりするものです。それらにはキチンと意味があるからそうなってしまうのです。

こう言うと風水の話？ なんて言われてしまいそうですが、そうではありません。美しさとは、色や形だけ切り取った個別の要因でもありません。その根底にある問題解決や方針が整理された結果の「状態」であり、色や形は、その結果のひとつだということです。ですので、まさに「物と物との関係性」と「感覚と数値化」がどれだけ関係者内で共有検討され、機能に結びつき、最終的なICUの環境を成り立たせているか？ そこに初めて美しさが成立するのです。

そんな美しいICU……それは、理由のある、意味のある機能的な美しさ、患者のため、患者と家族のため、そして「スタッフのための美しい環境作り」が基本となるわけです。

㊀ 理想のICU環境は実現できる？

1 特定集中治療室管理料という罠

特定集中治療室管理料という罠があります。

- 特定集中治療室管理料の1、2、3、4を取るので、病床内を15m²ないしは20m²取らなければならないのだが、予定の病床数を確保するのに面積が足りない。
- 病院経営層やコンサルからは、幾病床確保せよと指示が出ている。でも、それを全うすると諸室がまったく取れないし、スタッフステーションにだってパソコンが置けるのかどうか。

そういった状況のなか、設計側はきっちりと15m²や20m²を取った図面を仕上げてきます。

しかしながら、病床前の通路は、果たしてベッドが行き交うことができるのか？ 個室の有効寸法は本当にキチンと取れているのか？ スタッフステーションは？ 不潔リネンに、汚物処理室は？

なんとなく納まった図面が上がってきたものの、それが本当に使いやすいのか？ まるでわからない、そして、なにより設計側も……わからない。特定集中治療室管理料が取れればそれでいいんじゃないの？ などと言ってくる設計者もいるくらいです。

手術室は、手術室専門のメーカーが国内外に多くあります。病院設計の段階において、スケルトン状態で図面を手渡された手術室メーカーは、そこから細かい手術室エリアの設計を行い、自社の製品で床壁天井と施工まで行うわけです。設計から施工までを専門特化したチームが請け負うことになります。

しかし残念なことに、ICUの環境を専門とするメーカーはほとんどありません。一応専門的な設計者もおりますが、なかには、一般病床と同じか毛の生えた程度と捉えている設計者もいるくらいです。

ここでフォローをしておきますが、キチンとICUの設計に取り組んでくれる設計者もおります。しかし、設計事務所の担当がいつもそういった設計者にあたるとは限りません。そもそも少ないくらいですから……現在は。ですから、毎回設計打ち合わせの現場で問題や課題が山積してくるわけです。

いやいや、うちの病院のときは、まったく問題なくスムーズにいったよ、というあなた！とてもラッキーだったと思います。それくらい、宝くじを狙うような状態が現実にあるわけなんです。

その結果、フラストレーションを抱えたまま完成されたICU環境にて、現場のスタッフのケアが始まると、やっぱり問題や課題が山積されて、結局「しょうがない」、「自分たち現場で何とかしよう」からの泣き寝入り……となるわけです。

2 医療・看護と建設をつなぐ「通訳者」が重要

そうなる前に、どうすればいいのか？ 何をすればいいのか？

そもそも設計時に情報がキチンと翻訳されて共有されていない状況が続いていくわけです。何度伝えても、図面が思ったように直ってこない、なんてまさにここにあります。医療・看護と建設をつなぐポケトークのような機械があればいいのですが、まだまだありません。

そういった通訳的な存在に、ガイドラインというものがあります。2022年4月には、日本集中治療医学会より『集中治療部設置のための指針 2022年改訂版』[1]が出版されました。おおよそ、ICUの環境設計の知識のない設計会社でも、この指針を読み込むことで、ある程度の設計ができるようになります。これは非常に大きなことだと思います。ようやく、臨床現場のスタッフの方々がてんやわんやすることなく最低限FIXできている設計が上がってくることとなります。

しかしながら、それで本当に使いやすく、思ったようなICUが完成するのか？ まだまだその先にある種々の問題が解決されていないと私は思っています。その先にある物、それこそが「物と物との関係性」と「感覚と数値化」というテーマ、それに「フラグとプロセス」という取り組み方法につながっていくのだと思うのです。

では、具体的にどんな問題があるのか？次項ではその一部を取り上げます。

引用・参考文献
1) 一般社団法人 日本集中治療医学会理事会，日本集中治療医学会集中治療部設置指針改訂タスクフォース：提言 集中治療部設置のための指針 2022年改訂版．日集中医誌；29：477-484，2022．https://www.jsicm.org/publication/pdf/ICU-kijun2022.pdf

スタッフを支えるICU環境デザインとは

鍋田知宏
Design Lab. + Ca 代表

Point

- □ 昨今のICU環境にはさまざまな問題点があるが、それらは「フラグとプロセス（発見と解決）」によって解決することができる。
- □ 問題点が挙がる具体的な場所や環境として、家族動線・前室やスタッフ諸室、器材室、入口（引き戸か折れ戸か）、ベッドの位置、天井高、照明、空調、ガスや電源のアウトレットなどが挙げられる。
- □ 医療設備や機器の市場は日進月歩で、常に新しい製品が開発されている。例えば、ガスや電源のアウトレットでは、シーリングペンダント、ウォールケアユニット、ビームなどの種類があり、それぞれの特徴を把握することが重要である。

デザイナーがICUの環境設計デザインの現場を見て思うこと

私は、日々ICU環境作りにかかわっていますが、その中で気になったこと、こう考えたらいいだろう、毎回こんな問題点が挙がってくるよ、ということを整理してみました。

これらすべては、「物と物との関係性」と「感覚と数値化」という問題が基本となっています。そしてその問題は、フラグとプロセスによって解決していくことができると思っています。

1 家族動線・前室は、家族の心の準備・鏡の間

家族の前室については、よく話題に挙がります。いらないんじゃないの？ とか、無駄だよ、などと言われることもありますが、私は、家族の前室（または家族控室）は家族が患者に会うための心の準備室だと思っていますので、前室が取れない場合でもそれ相応の環境作りをするべきだと考えています。

重症で意識がまだ戻っていない患者に対して、家族がどのような気持ちでお見舞いに行くのか？ 私も2020年に亡くなった母が生前に何度かICUに入院したこともあり、お見舞いに行く機会がありましたが、緊急で入ったICU内で意識のない母に気持ちの準備もできないままスタッフの方に連れられていきなり対面なんてことが何度かありました。病院のエントランスに入った際に気持ちはしっかりとしていたはずなのですが、ICUエリアに突然入ることの動揺はとても大きかったものです。

母だけではなく、その他の大勢の患者がいきなり目の前に現れること。日ごろICU環境には慣れている私でも、やはり自身の家族

の場合は動揺しました。そんな際に前室内で荷物を置いて、手を洗って、息を整えて……これだけでも気持ちが変わったりするものです。前室が取れない場合でも、ICUのエントランス引き戸を開けると小壁が立っており、視線をワンクッションおくだけでも違ったりします。こういった患者やご家族の心の関係性を空間で操作していくことも、とても重要なデザインだと思っています。

2 無駄に広いICUエントランスホール

迷子の器材と、いつのまにか常設となってしまう器材たち。

無駄に広いICUのエントランスや通路は、迷子器材の”ひとまず”放置場所になったりしていませんか？ さらには、その仮置きがいつの間にか常設となってしまったり。

よく田舎の大きな木造家屋でやたらと玄関が広くて贅沢なしつらえの家を見かけます。この無駄な空間って何とかならないものかねぇといつも思うのですが、昔からの慣習というかご近所様との関係性から来るのか、今でも新築でこういった環境を見かけたりしますが、結局そういったお宅でも、だだっ広い玄関に仮置きのモノが置かれ、数日経って伺ってもまだそこに置かれ、いつの間にか常設となってしまうのを見かけます。

ICUも結局、器材や未使用のベッドなどが放置され、その隙間を縫って家族が行き来する無駄なスペースとなるわけです。そんなエントランスを見栄っ張りの無駄空間と私は呼んでいます。

3 スタッフ諸室は、ちょっとオシャレに、いやいやかなりオシャレに

毎回思うのですが、なぜスタッフの諸室をもっと考えないのだろうか？ と……。

病床やスタッフステーションは毎回話題に出てきますが、家族控室やスタッフの休憩室、当直室、仮眠室やスタッフトイレ、更衣室など、もっともっとオシャレにデザインしてもいいと思うのです。いや、したほうがいいと思っています。

日本赤十字社愛知医療センター名古屋第二病院のNICUのデザインは、照明計画含めすべて担当（当時）の田中太平先生が照明デザイナーさんをパートナーとし、デザインを行いました。患者や家族はもちろんのこと、このNICUは、看護師含めスタッフのためにもデザインされています。田中先生いわく、スタッフが働きやすい環境は、イコール患者や家族のためにつながっていくというお話でした。スタッフがいつも笑顔で働ける環境だからこそ、患者や家族に対してスタッフが優しくなれるというのです。

まさに、私がスタッフのためのICU環境を考えるきっかけとなった事例でした。スタッフのモチベーションが上がってストレスが少なく、日々喜びの中で働ける環境こそが、スタッフの笑顔やモチベーションを作り出し、それこそが患者や家族の笑顔や安心感につながっていくものと思うのです。

それから、忘れてはいけないのが仮眠室や控室の鏡の設置です。そもそも病院内に身だしなみ規定などがあるなか、１人になるところや表舞台であるICU内から離れた場所での鏡の設置はとても重要です。また、鏡って自分自身への問いかけや気持ちの切り替えにとてもいい役割を果たします。まるで能の世界の「鏡の間」のような機能があるんです。能の世界では、鏡の間で自身を鏡に写し、演者が古（いにしえ）の当事者になりきったところで橋を渡って舞台に現れます。

どんな働く環境でも、そういった自分に向かい合う時間は必要だったりします。とくに

過酷なICU環境での束の間の一瞬は、本当に大切な時間になるのではないでしょうか？

4 スタッフステーションとカウンター

1 住宅のキッチンとスタッフステーション

スタッフステーションのカウンターに関してのお話です。

これは、建築会社が何も考えずに図面にプロットしてしまうランキングの上位に挙がる問題点です。建築設計の場合、おおよそ①ICUの特定集中治療室管理料を取るためのプランニングと、②必要諸室をいかに面積の中にプロット（設置）していくか？ この2つが大きなポイントとなるということもあり、スタッフステーションのカウンターについてまであまり検討されないということが多くあります。

ではこのカウンター、誰がデザインし、建築図面にプロットしていくのか？ それは、建築会社の下請けを行っている家具屋さんであることが多いです。カウンターのデザインをし、実際に工事の際には建築会社の組下に入り、自分たちで造作したカウンターを搬入し設置まで行います。

ある意味、医療機器の製造メーカーと似たところがありますが、1つ違うところは、彼らは、ICU内に設置する家具の専門家ではないということ。それはそれでよいのですが、臨床現場側からこと細かに必要情報を渡さないと、なんてことはないニュートラルなカウ

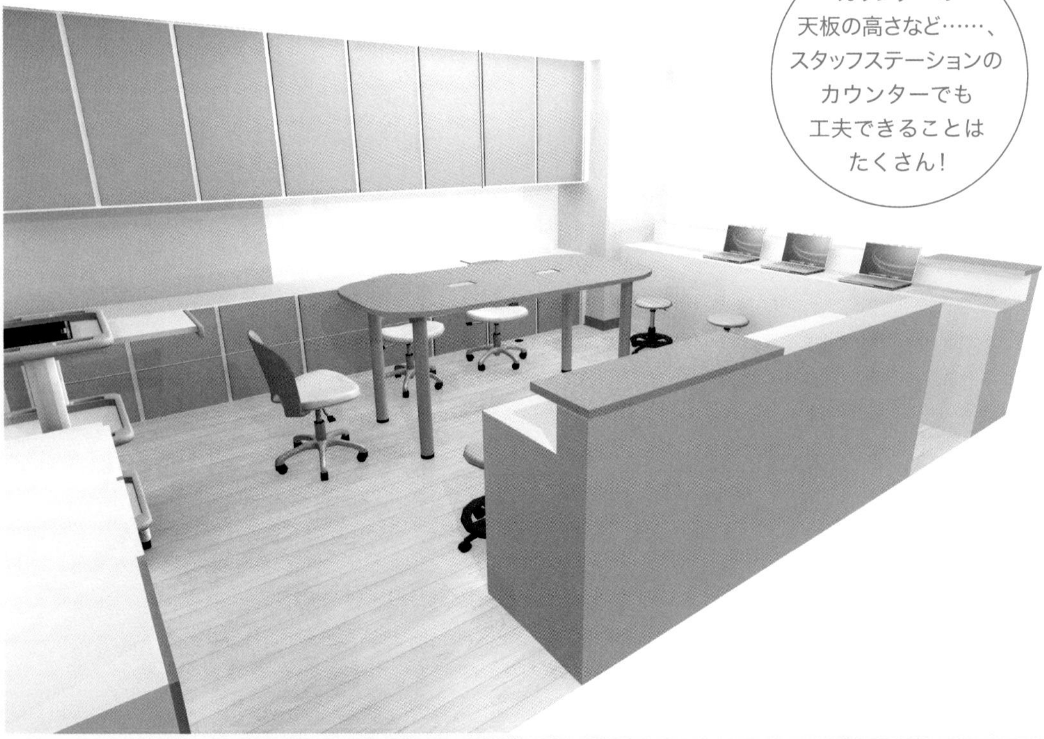

カウンターの天板の高さなど……、スタッフステーションのカウンターでも工夫できることはたくさん！

ンターが設置され、後になって非常に使いづらい、パソコンが乗り切らない、コンセントが足りない、などということにつながっていってしまうわけです。

2 カウンターはいろいろ工夫できる

さて、そんなカウンター、実はいろいろと工夫をすることができます。

まず、スタッフステーション側の天板の高さと通路やICU病床側の天板の高さを変えるということ。

ちょっと考えてみてください。日々の業務では、一日中カウンターに座ってパソコンや書き物、ミーティングを行っているでしょうか? 病床との行き来はもちろんのこと、ちょっと立ち止まってメモしたり記入したり、立ち話的な短時間のミーティングをしたり、そういったさまざまな行動をサポートする平面があったらいいと思いませんか?

座ってパソコンに向かう天板の高さ、立って記入したり立ち話をする高さ、しっかりと座って会議する高さ、いくつかあると、とても便利だったりします。また、カウンターの通路側には、凹みをつけてストレッチャーやカート類、ゴミ箱などを仕舞うオープン凹みがあってもとても使いやすいのです。その際に、カウンターの凹みには、コンセントやLANがあってもいいでしょう。こうやって考えていくと、カウンターの設計って、住宅のキッチンの設計にとても近しい気がするのです。

キッチンは、かつて母親のライフステーションでした。昨今では、父親がキッチンに立つことも多くなりましたが、学校から帰った子どもたちと夕食を作りながら話をしたり、夕食までの間にちょっと何か食べていてもらったり、自分自身もキッチンでお酒を飲みながら調理したり、明日のお弁当の仕込みをしたり、キッチンに立ちながらスマホで仕事のメールを返したり。兎にも角にも、短い時間でさまざまな「行為」を行うのが住宅のキッチンです。

ICUのスタッフステーションも同じように日々スタッフの方が行き来し、カウンターやステーションで短時間の業務を重ね、1日が過ぎていくことになります。そんなスタッフステーションやカウンターは、もっともっと細かく使い勝手のよい環境を整えるべきだといつも思うのです。

5 器材室の理想と現実

器材室に関しては、ICU設置時建築会議のたびに皆さんの話題に挙がります。

日本集中治療医学会の『集中治療部設置のための指針 2022年改訂版』[1)]では「各病床1床あたり10m^{2}以上であることが望ましい」と書かれています。しかしながら、そんなに潤沢に面積を取れることはほとんどありません。

10床のICUであれば、10床×10m^{2}で100m^2。スタッフステーションをはじめ、通路や諸室を収めていくと……当然収まらなくなくなっていきます。器材室だけで100m^{2}なんて、なかなか取れません。ちなみに実際に、私がかかわった病院では、ほぼ100%そんな潤沢な面積は取れませんでした。そこで、今までかかわった病院や、ガイドラインなどに記載されている病床数と器材室の面積を計算してみたところ、病床1床あたりの器材室の面積は、おおよそ理想の50%程度となっていました。

では、実際にはどうなるかというと、器材があちらこちらに点在することになります。

これは、ICUを設計する段階でキチンと、

❶いつも病床内で使用する器材

❷使用率が多く、事前に準備をしておいて必要に応じて病床内に持っていく器材

❸滅多に使用しないけれど、たまに必要となる器材

❹常に器材庫に戻し、メンテナンスを行ってまた病床に戻す器材

というようにいくつか優位性をつけて、それを器材室以外のどこに待機させておくか？を明確にしておくと、ICUの通路内に迷子の器材やベッドなどが散乱することがなくなると思うのです。

6 ICU病床と前面通路の関係性

ICUの設置時では、皆さん並々ならぬ苦労をされていますが、狭小ICUの改修工事で毎回挙がるのが、各病床の20m^{2}や15m^{2}争奪戦です。

基本的に、各病床は、建物の外壁に沿って計画がなされます。その理由は、外窓からの外光を取り入れるため。一般的に、住宅設計でも採光を確保するための開口面積の法規があります。しかしながら、外壁に沿ったICU居室を潤沢に取れない場合もあります。そういった際に無窓居室（むまどきょしつ）という問題が挙がってきます。

1 ウナギの寝所病床の出現

居室（日常的に住まう人が多くの時間を過ごす部屋）には、建築基準法上の前提条件が設定されています。外光を取り入れられない居室は、基本的には認められないということ。しかしながら、どうしても外光を取れない場合については、その理由を元に無窓居室も認められるというもので、ICUの改修工事などでは、よくこの「無窓居室」が出没してきます。が、狭小の場合、無窓居室も取れない場合があります。今まで外壁側に設置していたICUの居室を元に考えると、天井の既存設備（照明器具や空調設備）を移設するとコストが跳ね上がるので、現状のICUの病床幅と位置を守ったうえで特定集中治療室管理料を取るとなると、どうしても間口3m前後で奥行きが7mにも及ぶウナギの寝所病床が計画されることになります。

すると、どんな問題点が起きるでしょうか？ スタッフステーションのカウンターと各病床の間の通路が1m程度になってしまうということ。もっと狭くなってしまう事例もありました。そんな状態では手術室からICUへ搬送するベッドが通れる通路幅が取れなくなってしまいます。

そのような際によく行われるのが、オープン型のICU病床の「みなし通路」、ないしは「みなしICU病床」です。本来であれば20m^{2}を取るために奥行きが7mになってしまうところを、個室と違い前面の壁と引き戸がないICUなので通路側にICUの病床が迫り出しているという計画です。

2 グレースペース ＝縁側というノウハウ

普段は、ICUとして20m^{2}を一杯に活用していますが、ベッドが行き交う際には、壁の代わりに設置する折り畳み式のハードパーティションをずらして通路幅を広くとります。ICU病床と通路のどちらにも活用できる曖昧なグレースペースを設けることで成立させるわけです。実は、このグレースペース、日本の木造建築では、昔から活用されていた空間で、いわゆる「縁側（えんがわ）」というスペースのことを指します。

屋内でも屋外でもない、どちらにも「成（な）る」場所のことです。こういったグレーゾーンというものは、日本人固有の感覚的な空間でもあり、そもそもが各地域厚生局に確認を取るべきことなので絶対ではないのですが、なんとも日本人的な解決方法であると思います。これも1つのノウハウです。

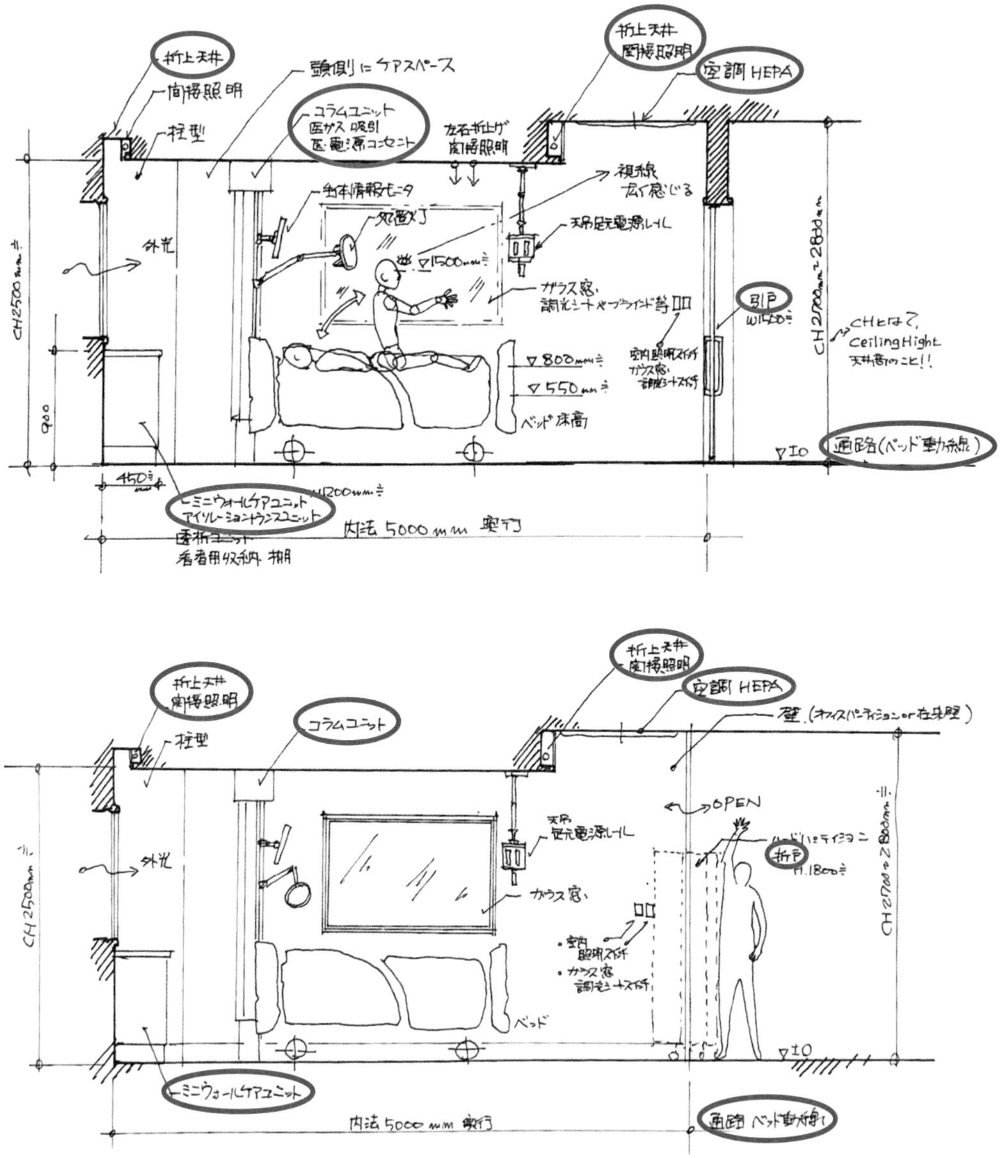

図 ICU環境設計デザインのスケッチ図(筆者作成)①

ICUの前面通路(動線)、引き戸・折れ戸、折上天井、コラムユニット、ウォールケアユニット、空調HEPAフィルタなどが描き込まれている。

7 病床内のベッドの位置はどこが最適か？

1 ベッドが左右中央に描かれる理由

設計事務所が描くICUの病室図面には、なぜかいつも左右中央にベッドが描かれています。

それには理由があります。ベッドを中心に置くと設計がしやすいということ。それは、ケアの仕方とICU病床内の設備との関係が設計初段回でわからないので、どうしても各病床の真ん中にベッドを配置することになります。基本的に天井に設置する照明器具や空調機の位置にも関係してくるのですが、設計が進むにつれてベッドがズレると、今度は天井の設備の位置もズラしていかなければなりません。そうなると図面を直すのも面倒になります。結構そんな単純な理由からだったりするのです。

しかし、ケアをする現場では、こんな声も挙がってきます。

「患者の右側面からのケアが多く、また右利きの人が多いため患者の右側面をケアエリアとしたいので、ベッドを病床内の中心ではなく、患者右側面を大きく取ってほしい」。さらには、「ICU内で早期回復を狙いICUリハビリを行うため、患者の左側面のスペースも大きく取ってほしい」。はたまた、「家族がお見舞いに来た際に椅子を出したりするため患者左側面にスペースがほしい」。

こうなってくると患者の左右のスペースは、いずれにせよ大きく取ったほうがよいということになりますが、そうもいかないのが狭小スペースでの特定集中治療室管理料取得のためのベースアップICUの改修工事時です。スペースが取れずに、結果、ウナギの寝床のような奥行きの長い病床が出来上がってしまうわけです。そうなると、あれもこれも言っていられません。自ずと、ベッドの位置は左右のセンターに鎮座することになってしまいます。

2 理想のベッドの位置は？

では、理想の病床内寸法とベッドの位置は？ というと、『集中治療部設置のための指針 2022年改訂版』[1)]では、「ベッドの両側にそれぞれ180cm以上, 頭側・足元にそれぞれ120cm以上の壁までの距離を確保する」と記載されています。この寸法だと、ちょうど病室内の内法寸法で20m^{2}強となります。

ケアもリハビリもおおよそこのくらい取れているとスタッフの行き来もでき、余裕のある環境が作れます。

ちなみに、ベッド周りの天井に余計なものを設置しなければ、ベッドを左右にずらすことも90°回転させることも……、比較的軽症の患者の場合では、窓から外を眺められるような環境作りも比較的自由に行うことができます。

ベッドを回転させたときに患者の頭上の空調機や照明器具が思惑から外れて(ズレて)いる状態は、気になる患者にとっては、非常に気になるものです。基本的にベッド真上の天井に無駄な設備や照明を付けるべきではないと私は、常々考えているのですが……ちょっと検討してみれば、空調機を足元側にズラすこともできますし、天井の高さを居室内で2種類設けることも可能ですので、このあたりも物と物との関係性と感覚と数値を紐解いていけば、よりよい環境作りにつながるのです。

8 個室は引き戸？ 折れ戸？ ハイブリッド？

ICUの個室の入口は、引き戸だけではありません。しかし皆さん、設計側も引き戸を選ばれます。理由は、扉だと通路側もしくは病床内に開くので、そのぶんの扉ストロークがさまざまな機材やベッドの搬送に対して邪魔になってしまうということ。引き戸は狭小スペースにおいても、とても効果的な解決方法なのです。

小説家の池波正太郎が、東京都品川区の自邸の建設時に各部屋の戸をすべて引き戸にしてもらったという逸話があります。池波正太郎は、まさに日本家屋の狭きよさと扉ストロークの無駄についてのお話をされていました。

しかしです。そうはいっても引き戸は引き

戸で引き込みの戸袋というものが必要になります。そうです。引き戸を開けた際に扉を収納しておくスペースが必要となるのです。

例えば、ICU個室の幅が4mで、有効幅1.5mの引き戸を設置したとしても有効開口と戸袋を含めてまだ余裕で設置できます。が、幅3mを切るようなICU個室の場合、戸袋の設置ができないので、当然引き戸の開口幅も狭くなってしまいます。そんな場合「引き戸＋小扉」とか「引き戸＋アルファ」といった変則技が使えるのです。もちろん、ICUの個室内の引き込みなども考えて、中に置かれる看護記録カートや手洗い、ゴミ箱などとの関係性も考慮に入れた設計をしなければなりません。しかし、そういった技もあると知っておくと、いろいろと可能性も広がっていくわけです。

9 病床内の天井高

1 ICU内病床内の天井高は2.8～3.0mが適切か？

現在、ICUの天井高は、ICU内、居室内含め、おおよそどこの病院でも2.7～2.8mあたりで設定されています。ちなみに、『集中治療部設置のための指針―2002年3月―』[2)]や、『集中治療部門の運用と施設計画に関する研究報告書』[3)]にも、日本のICUの天井高について、2.8～3.0mが適切であると記載されています。いずれも、2002年や2010年に公開されたガイドラインです。

天井高の根拠としては「天井との空間距離が送風・医療器材等の諸設備などがあるため十分に取れないことが多い」とあります。

基本的に、前提条件として、

❶シーリングペンダントが設置されることが前提であること

❷天井空調（HEPAフィルタ含む）の位置が、患者ベッドの真上に来ること（実際は、真上である必要はありません）

❸ベッドや車椅子への移乗及び、リハビリ時の天井走行リフトの設置がある可能性があること

この3点が挙げられると思います。ちなみにイギリスでは「天井高は、ホイスト（天井取付型移乗用リフト）を考慮し3mとする」との記載が、『集中治療部門の運用と施設計画に関する研究報告書』にあります。また、オペ室と同階が一般的であることで天井高を高く取れるメリットから来るということもあると思います。

しかし私は天井高について、以下のように考えています。

❶ICUエリア全体の天井高は、2.8～3.0mが望ましい。

❷ICU病床内の天井高は、基本は2.8～3.0mでよいが、ベッドの真上に関しては、2.5～2.6m程度が妥当である。

その根拠として、下記を挙げています。

2 天井高の根拠①：ICU全体に関して

- 通路上に防煙垂壁（ぼうえんたれかべ）が設置される場合、天井より50cm程ガラスの板が下がってきます。天井高が2.7mの場合は、防煙垂壁の下端で、床から2.2mとなります。ベッド搬送時に器材をぶつけてしまうと、かなり危険な状態となるということです。そういったことから、防煙垂壁の下端に十分な有効高さが取れるよう、ICU全体の天井高は、2.8～3.0m程度あったほうがよいと考えられます。
- そして、天井高は、ICU全体の空間の広狭感覚にもつながるということ。もちろんそこに設置される照明器具の照度や色温度、床壁天井の素材や柄にもよりますが、より広く感じるような環境作りにつながることも可能です。

3 天井高の根拠②：ICU病床内に関して

- 現在では、シーリングペンダント以外に柱状のコラムシステム(柱状のユニット)等の器材も多くあり、選択肢が増えたことから天井を高く設定する必要が絶対ではないということ。
- 天井が低いほうが空調(暖房)の効率はよくなるということ。
- 日本人の日常生活に合ったICU内の環境作りが患者や家族の安心感にもつながるということ。

→日本の住宅事情では、天井高は2.4～2.5m（平均）（居室における建築基準法の最低高は、2.1m)です。

- 患者ベッド上部の天井を低く設定し、ベッド足元から病床入り口付近、病床内壁間際四方の天井を折り上げることにより間接照明や空調を折り上がった天井箇所に設置できるということ。

→患者の視線に入るところから、眩しい光源や日常とイレギュラーな空調機などをなくすことで、患者のよりよい環境設定が可能となります。

- 現在の設置型や移動型の天井走行リフトやホイストを設置する際の天井高も2.5mで使用可能である製品があるということ。

ただ、先述したように、狭小ICUになってしまう場合(ICU間口が3mを切ってしまう場合の奥行きの狭いICUの場合)、天井高を2.5mなど低くすると圧迫感が生じ、患者の居心地は悪くなってしまいます。または、既存のICUの改修工事にあたり天井の空調機の位置を移設できないうえに各病床の位置が固定されている場合などによっては、天井高が高いほうがよい場合もあります。

病床内の天井高を2.5m程度に下げること。では、病床の天井すべてを下げたほうがいいのか？ いえいえ、せっかく2.8mも取れる余裕があるのです。必要な箇所は必要に応じて下げて、必要な箇所はキチンと高く取ると、とてもユニークな空間構成が可能となります。この天井の抑揚が、そこで働くスタッフや患者、ご家族の安心感やモチベーション、心の問題にもつながっていくのだと思うのです。

10 照明計画

照明計画をきちんと考えていくことは、これからのICUの環境において、患者だけではなくスタッフにとっても意味のあることだと思っています。照明のお話をするとそれだけで本が1冊書けてしまいそうなので、今回は基本的なことと毎回ICU環境設置時に話題になる問題点などについてお話します。

1 光について：照度・色温度・演色性

まずは、光についての簡単なお話をします。光には、照度(しょうど)や色温度(いろおんど)、演色性(えんしょくせい)などがあります(他にも色々とありますが)。LEDが一般化され、上記以外にも多くの検討項目がありますが、おおよそ、照度、色温度、演色性を知っているとICUの設置時に有意義な会議が設計側と行うことができます。

① 照度

照度には、ルクスやルーメン、カンデラなどいくつかの指標単位があるのですが、基本は明るさ暗さを測るもの。そのうちの1つルクス(lx)は、光に照らされた面の明るさを示すもので、ICU居室内のベッドの床面(とこめん)の明るさを測ります。照度が低いと暗く、高いと明るい環境となります。ちなみに、晴天時昼間の太陽光は100,000ルクスといわれています。月明かりは、0.5～1ルクスです。

室内の照度はというと、JISの規格で推奨されている数字があります。例えば、一般

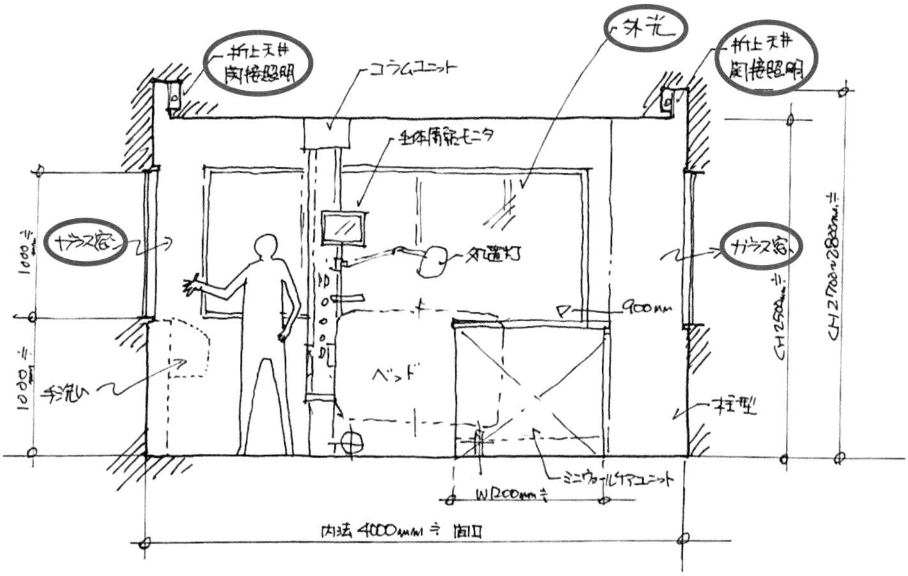

図 ICU環境設計デザインのスケッチ図（筆者作成）②

外光を取り入れる窓、ガラス窓、間接照明など照明に関するものも描き込まれている。

住宅の居間全般は50ルクス、寝室全般は20ルクス、病院の病室は100ルクス、学校の教室は300ルクスなどです。あくまで推奨なので実際には各施設や設計者、照明デザイナーによっても考え方が違ってきますが、JIS推奨の参考として示しておきます。

② 色温度

色温度とは、光の色味を指しケルビン（K）という単位で表します。色温度が低いと赤く電球色のようになり、高いと蛍光灯のような白から青白色に変わっていきます。もちろん、LEDや照明器具のケルビン数が高くなったからといって、光源自体の温度が高くなるわけではありません。あくまで目で見た色味の変化に対して想定された数値です。

色温度の基本は、電球色（橙色）と昼白色（白色）を行き来する構成となっています。皆さんも家電量販店やマーケットに並ぶLED電球を見たことありませんか？ 大きく電球色、温白色、昼白色、といった3つの種類に分けられています。それぞれ電球色（2,800ケルビン）、温白色（3,500ケルビン）、昼白色（5,000ケルビン）といった感じでしょうか。細かく分けるともっと細分できるのですが、わかりやすく大きく3つに分けました。一般的には、こんな種類の光源が使用用途や好みに合わせ使い分けられています。

それぞれに特徴がありますが、電球色は夕暮れ時の太陽光に近いので、落ち着いた柔らかい環境が作られます。昼白色は太陽の明るさに近い自然な光の色。作業をしたり化粧をしたり色味を合わせたりする環境で使われます。住宅でも一般的に使われています。そして温白色は、電球色と昼白色の間。自然に近いですが、やや温かみがあり、昨今では一般住宅でもよく使われるようになりました。

ICU環境でも、質や作業性に合わせた色温度の選択をするべきだと思っています。とくに患者のベッド周りの環境についてはそう思うのです。

③ 演色性

演色性とは、自然光が当たった物質の色を照明器具で光を当てたときにどの程度再現できているのか？を表す指標です。アールエー（Ra）と読みます。自然光が当たったときと同様の見え方は、Ra100とされます。もちろん光源の製品によって演色性は変わってきますが、LEDではRa85やRa90の製品が一般的に販売されています。この数値が低くなればなるほど再現度は低くなります。

演色性は、美術館や博物館、飲食店や食材店、美容室や服飾店などの設計時にとくに話題に出てきますが、ICUの設計時ではあまり話題になりません。基本は、明るさ暗さ程度で色温度も本当にここ数年で話題に出てくるようになりましたが、ICU環境でも患者の顔色を見たり血管を見たり、尿バッグを見たりと、色味を判断することは多くあります。ですので、このあたりを事前に臨床現場のスタッフが話題に挙げると、設計側も細かく照明設計を行うようになるわけです。

2 調光・調色システム

① ICUという“不夜城”環境

照度、色温度、演色性のお話をしましたが、昨今では、この明るさ暗さと色味を手動や自動で変えることができる照明器具や光源、調光機が住宅や施設市場でも多く出回ってきました。この調光、調色というシステムは住宅市場でも当たり前のように売られていたり、マンションや建売住宅、注文住宅をはじめ一般的になっています。

皆さんのご家庭にも、室内照明を明るくしたり、色味を変えたりする壁面スイッチが付いていませんか？ このようなシステムや機材をICU環境に取り入れる事例も多くなってきています。とくに病床内の患者ベッド周りの環境では、このような光環境をコントロールするシステムを組み込むとよりよい環境が作れるわけです。

そして、この光環境は、スタッフの作業効率や居心地のよさにも大きくかかわってきます。

ひと昔前のコンビニを思い浮かべてください。コンビニの特徴は、24時間いつでもオープンウェルカム。深夜でも昼間のようなとても明るい店内環境でお客さんを迎えています。これは、店内の製品を見せるため、ここにコンビニがあるということ、そして防犯上の観点からもとても意味のあるものとされていますが、そもそも、自然界の深夜にこのような明るさをもった環境は一部を除いてありません。ご存じの方もいると思いますが、フィンランドをはじめ北極圏や南極圏付近でみられる「白夜」です。1年のうちの夏至前後に見られる自然現象で夕方に地平線間際に沈む太陽がそのまま地平線あたりをウロウロとするので、一日中明るい数日間となります。しかし、これは特殊な例。基本は、太陽が沈み、また昇り……が、日々繰り返されています。そして、昼と夜の間には、夕方や夜明けなど曖昧なボンヤリとした線引きできない時間が連続して光の環境を作っています。

その自然環境に対して空間と時間を切り取った「状態」がコンビニだと思うのです。外光が入ることで店内環境は、若干変わることはあれど、基本的に24時間同じ照度と色温度で構成された箱は現代社会の象徴ともいえるのではないでしょうか。人類の技術が自然環境からコンビニ空間を切り取ってしまったわけです。そして、ICU環境もまさに同じく、人類の先端技術がICUという不夜城環境を切り取ってしまったと感じるのです。これは、患者に対しても、そして患者以上に長くこのICU環境に身を置くスタッフに対してもよりよい環境とはいえません。

かつてのような白っぽい蛍光灯一辺倒な不夜城ICUは、スタッフにも患者にも、そしてお見舞いにくる家族にもよりよいとはいえないのです。

② 環境照明と処置照明(業務照明)

私は常々、ICU環境の照明計画は、環境照明と処置照明(業務照明)の2つに切り分けて考えるべきだと考えています。

ICUの病室においての環境照明と処置照明、スタッフステーションの環境照明と業務照明。空間全体の柔らかい照明環境と業務や処置の際の必要照明ということです。

病床でいうと、患者ベッドの上には光源を設置しない。部屋の周囲の天井もしくは、ロの字やコの字に天井を折り上げてそこに間接照明を設置すると患者の目線に眩しい光源は入らず、柔らかい病床環境を作ることが可能です。また、深夜に処置をする場合は、シーリングペンダントやコラムユニットにアーム付きの処置灯を設置することで解決できます。

これは、住宅の設計デザインの応用です。戦後復興時の住宅総明るいナショナル化から昨今の住宅照明環境へのシフトと同じことが、これからのICU環境にも必要なのだと思うのです。

③ スタッフステーションの照明計画

スタッフステーションに関してですが、こちらは基本的にICUオープン床の近くに設置されることが多いと思います。夜間ケアの際にもICU病床の照度を落とし、色温度を低くしてもスタッフステーション側からの明るい照明が患者の顔に当たり眩しくてしょうがない……となったら本末転倒。スタッフステーション側での照明計画も合わせて行うことが望ましいわけです。

基本は、天井からの照度を落とし、色温度を低くし柔らかい環境を作ります。必要作業照度は、スタッフカウンター内に設置し病床内の患者の目線に入らないような配慮をすることで患者にもスタッフにも優しい環境作りが可能になるのです。

④ ベッド動線の照明計画

見落としがちなのが、病床の目の前のベッド動線です。これは一般病床でもあることですが、この廊下の照明計画も工夫するとひと味変わります。

廊下の天井面には光源を設置せず、壁と天井の角部を折り上げてそこに照明器具を入れて間接照明を作り出す設計を行っている病院を時折見かけます。この間接照明の作り方、きちんと工夫をしないと結構後で後悔することとなります。

折り上げた天井面に照明器具を設置しただけの廊下をよく見かけますが、ある病院の方からこんな話を伺いました。ベッド搬送時に廊下の片側にベッドを寄せて待機する際に、ベッドに寝ている患者の目に照明の光が直にあたり、かなり眩しいというのです。設計者がよかれと思い提案をしたものの、細かい設計がキチンと納まっておらず、結果、本末転倒なこととなってしまうわけです。

これも、折り上げた天井面に照明器具を直付けするのではなく、その脇に器具を入れ込んで廊下を歩く患者からも、ベッドに寝ている患者からも直接の光源が目に入らないようにすると、全然違ったよりよい環境作りができるものなのですが……。見栄えや格好だけのデザインではなく、行動やオペレーションから空間を作っていくことがとても大切だと思う一件です。

⑤ 照明スイッチはどこに置く？

ICU環境での照明についてのお話をしましたが、あまり語られないのが、各病床内の環境照明スイッチをどこに置くか？ です。

以前、ある病院のPICU設置時に伴い、照度と色温度を5つのシーンに分け壁面のボタンを押すごとに切り替わる設定を行ったことがあります。朝、日中、夕方、夜間、緊急時で5シーン。壁面スイッチは、病床数3床分をスタッフステーション内の柱に設置しました。当時は、スタッフの方もその場所がわかりやすいということでしたが、実際に設置をしてみると病床からスタッフステーションを行き来しないと照明が切り替えられない……面倒くさい……そしてあまり使われなくなってしまった、という流れです。いやはや大失敗でした。やはり各病床内のことは、各病床内で解決できることが望ましいわけです。

11 ICUの空調設備

ICUの設計時に空調設備を検討するにあたって、厚生労働省の定める特定集中治療室管理料を取るための施設基準には「当該治療室はバイオクリーンルームであること」と記載があります。しかし、具体的な基準が書かれていません。

さてさてバイオクリーンルームにするにはどうすればよいのか？ HEPAフィルタを設置し空気清浄度をクラス10,000 ～ 100,000に保つのはいいが、ICUエリアのどこからどこまでをそうするべきなのか？ ……臨床現場側も、設計側も、いつも疑問でいっぱいになっていたと思います。

バイオクリーンルームの規定があまりにはっきりとしないので、HEPAフィルタを過剰につけてしまう事例も多くありました。これは、かなりのコストアップにもつながります。

病床だけではなく、スタッフステーションや病床との間の廊下天井にも設置。建設コストがうなぎ登り……そして見た目も美しくない。そんなことになってしまいます。

2021年から始まった日本集中治療医学会の『集中治療部設置のための指針 2022年改訂版』の検討会議時にも多くの議論がなされました。結果として、下記のように2つの問題が解決されました。

❶ HEPA（high efficiency particulate air）フィルタを用いてユニット全体の空気を清浄化することは必須ではなく、陽陰圧の切り替えや空気清浄度は、感染伝播の観点から患者ごとに個室によって調整されることが望ましい。

❷ ISO基準ならびにNASA基準を用いた推奨を行わず、「HEPAフィルタ設置により手術室同等の空気清浄度を保つ個室と空気感染症にも対応可能な陰圧個室を集中治療部内に適正数配備することが望ましい」

2021年から始まった指針改定の検討会議では、この空調設備に関しての不透明さを整理し明確にすることがとても大きな課題となっていました。

また、指針改定当時議論がなされていなかった点があります。オープン病床のHEPAフィルタの設置に関してです。

ICUやオペ室の空調設備スペシャリストに確認をしたところ、下記のようなお答えをいただきました。

- 個室病床はHEPA（陽陰圧）で15回/ｈ循環換気
- オープン病床はHEPAか中性能で、冷暖房負荷をとれる風量(例えば6回/ｈの循環換気)

「HEPAは必須ではないが、中性能の空調機との価格差は10%程度。台数風量を抑えてHEPA設置が望ましい」

ということです。つい先日も、ある病院でこの点のご相談がありました。皆さん、同じような箇所で悩まれており、なんとなく確認した状態で過剰な設置状態がまかり通ったりしているようです。

そうした意味でもこの2022年度の指針改定は、我々や設計デザインを行う側においても、とても大きな意味があったと思っています。

空調設計の方針作りは、個室配備数の設定や、感染症対策の設定にも大きくつながることであり、今後もよりICUの設計方針が明確になっていくことと思います。

12 アイソレーショントランスユニットの行方

ICUの病床内で、アイソレーショントランスユニット*の位置をどうするんだ？ という話題がいつも挙がってきますが、別に病室内に設置する理由など1つもないのです。むしろ、スタッフステーション側に病床分まとめて設置することで管理がしやすくなるということ、故障時には修理ではなく入れ替えが基本となるアイソ盤です。病床内にあるよりもスタッフステーション側にあったほうがむしろメンテナンスもしやすいのではないでしょうか。

基本的にアイソ盤は、患者の頭側のウォールケアユニット内に設置されることが往々にしてあります。しかし、各病床内から外すことができれば、少なくとも1m^{2}弱の面積を無駄にすることなく病床内を広く使用できるのです。

13 隔壁のガラス窓に関して

昨今、調光シートを貼ったガラス窓が流行っています。かくいう私も、いくつかの案件で導入しました。現場のスタッフの方々にも概ねご好評をいただいています。しかしこの調光シート、まだまだメリット以上にデメリットもあったりします。

- コストが高価であるということ。
- 白色から透明への切り替え時に、スイッチを押すのと切り替わるのにタイムラグが生じる場合があるということ。
- 配線を伴うシートなので、断線するかもしれないということ。
- シートの寿命が10年弱であるということ。

もちろん、メンテナンスも必要ですが、単純に、透明と不透明を切り替えるのであれば、ペアガラス内にブラインドを挟んだ従来の製品のほうがよかったりもします。なにより……安価であるということ。

また、まったく別の視点から、白色ガラスがとても非日常で不安感があるとか、ガラス自体が照明の具合によっては鏡のように反射してしまい病床内の環境が五月蝿くなってしまうというご意見もあったりします。

今後、この調光シートが例えば、映像を映し出すことができたり、スイッチ1つで映像から一面真っ白になって隣接の病床が見えなくなったり、例えばカメラを仕込んでT-ICUの遠方画像のデバイスとして活用できたり、看取り患者や家族に向けて桜吹雪が舞う病床を演出したり……となってくると、さまざまな使用展開が考えられるのになぁと思うのですが、それはまだまだ先のことになると思います。

14 足元側の電源、医療ガスの供給

よく見落とされがちなのが、足元側の医療ガスと医療用電源の供給です。

*アイソレーショントランスユニット：ユニットに安定かつ安全に電気を供給する電源周辺設備

頭側でのウォールケアユニットやシーリングペンダント、コラムなどから足元側までガスや電源を持っていくことの、なんとナンセンスなことか。足元側にそういったアウトレットが設置されていれば多くの問題が解決できます。それも天井から供給されるととても具合がよかったり、しかも使わないときは、天井に上げておけば頭をぶつけることもありません。

でも、なんといっても看護記録カートなど現在では、患者の足元側にパソコンの電源やLAN、はたまたラベルプリンタなどが設置されることがあるので、そういった機器にも対応できる天吊の簡易設備があると、なおのことよいのです。そしてそういった機器は、実はさまざまなメーカーで売られているので、話は早いのです。

15 シーリング？ ウォールケアユニット？ ビーム？ コラム？

ガスや電源のアウトレットには、どんな種類があるのでしょうか。

2010年の「日本医療建築協会」のICU研究では、シーリングペンダント、ウォールケアユニット、ビームの3種類の説明が記載されています。それから12年経った昨年、日本集中治療医学会より『集中治療部設置のための指針 2022年改訂版』が刊行されました。ここでは、2013年より市場に出回るコラムユニットという床から天井までの柱状のユニット製品についての記載がされることとなります。

機器の市場は、日進月歩。常に新しい製品が開発され、臨床現場で活用され、日々「物と物との関係性」を作っているのです。

1 ウォールケアユニット

ICUの設計時、設計会社の初期提案にほぼ必ず入ってくるのがこのウォールケアユニット。だいたい高さ90cm・奥行き45cmから50cm程度で、ICU病床の頭側腰窓下に左右一杯に設置されている収納家具のようなものです。

基本は、医ガスのアウトレットと吸引フックに医療用電源コンセントが並び、本体の中には、ISO盤や透析の給排水が設置されています。メリットは、90cmの高さの天板部分に物が置けること。スタッフのちょっとした機器やクッション類などだけではなく、患者さんやご家族の荷物なども置くことが可能です。

かつては、このウォールケアユニットの天板部分に生体情報モニタを置いたりしていました。しかしベッドが背上げとなり、天板に設置したモニタが見えないなどのデメリットから、他の機器に置き換える病院も多くありました。

その際に、他の病床を閉じることができない（大きな工事ができない）ので、ウォールケアユニットを解体せず、そのままの状態でさらにシーリングペンダントなどが設置されることになります。とくに狭小のICUだと頭側がまったく身動き取れない状態となってしまいます。

そもそも、頭側の壁面から医ガスや電源を取るので、ベッドを壁面に寄せて、壁面とベッド頭側にケーブル類が行き来することで、スタッフが頭側を行き来できないというデメリットもあります。

そういった病院へ昨今では、カウンタートップコラムという製品も出てきています。既存のウォールケアユニットの天板に柱状のレールを縦に取り付け、そのレールにモニタ類や処置灯など必要機材を取り付けます。こうすることで狭いICU環境に対して比較的安価で大きな工事がなく、必要な位置に必要な機材を取り付けることができます。

もう1つ、改修工事時、特定集中治療室管理料を取るために15m²や20m²を取らなければならないのに、微妙なところでウォールケアユニット分の面積が喰われてしまう、そんなこともデメリットの1つとなっています。しかし設計側は、いまだに最初の提案時には、ウォールケアユニットを図面に描いてくるわけです。

2 シーリングペンダント

天井からぶら下げる供給機器です。天井からの軸に対して腕が1本のものをシングルアーム、2本のものをダブルアームと呼びます。

アームには、本体であるカラムがぶら下がっています。このカラム部分に医ガスアウトレットや電源、棚、処置灯などが設置されます。棚や処置灯は、オプションアタッチメントとして、最近では、軽症患者用に患者用のテレビモニタをアームで設置したり、スマホの電源を取れるようにしたりする病院もあります。

シングルは、このカラムが1本。ダブルは2本が頭の周囲にぶら下がります。

アームとカラムは、上下左右前後と動かすことができます。床から浮いているので床の清掃性は高いものの、横に伸びるアームが大きいのでアームの上が埃だまりになることもあります。また、天井から吊っているので、よく揺れます。阪神淡路大震災や東日本大震災など巨大地震の際に天井から落ちたり、落ちないまでも大きく揺れて周囲の機材を薙ぎ倒したりという事例も聞いています。

金額もかなり高額であるということ。とくに医師でこのシーリングペンダント好きな方が結構いらして(車でいうところのレクサスのような存在ですか)、狭小ICUの現場などでは、アームを動かすこともできず、患者の頭側に回り込むことも難しい、人工呼吸器やシリンジカートなどの邪魔になり現場の看護師からコッソリと苦言が出てくることもしばしば。

そうはいうものの、病床内のスペースが潤沢に取れていると使い勝手もよいと思います。また、そういった広めの病床で患者のベッド向きを90°回転させて日中に窓の外を見てもらう場合にアームが動かせることもあり、便利なところもあります。

3 ビーム

天井からの2本の柱と2本をつなぐ梁(ビーム)が床や天井と平行に走ります。床から浮いているため、床面は広く面積を有効活用する事が出来ます。GCU環境でも多く使われています。天井から吊られた長いビームの下に、赤ちゃん用のコットを並べて使用されたりします。

問題は、天井下に長めの横材が横断するため、天井照明や空調の吹き出しと干渉したり、ベッド上の患者の視線に医療機器が横たわる非日常空間となってしまうため、患者やお見舞いの家族としては、とても痛々しい雰囲気を味わうことになってしまいます。また、シーリングペンダントと同じように天井から吊っているため、地震の問題や埃だまりの問題も話題になることが多いです。

4 コラムユニット

2011年あたりから一般市場に出てきました。30cm角程度の太さの柱が天井と床をつなぎます。天井と床をつないでいるので動かすことができません。

しかし、メリットは多くあります。

ベッド頭側サイドに設置されるコラムとベッドの患者周囲とのケーブル類の接続とな

るため、頭側の壁面からのケーブル類の行き来がなく、スタッフは頭側へ回り込んでのケアが可能であること。本体が動かないので、ケーブルが床に垂れてしまったり、引きずったままスタッフが踏んでケーブルを抜いてしまったり、ということが少なくなります。また、設置面積が非常に小さいので狭小スペースでも活用がしやすいです。医ガスのアウトレットやコンセント、モニタや処置灯、テーブルなどオプションも多く用意されているのでケアの状況によって着脱が可能です。地震にも強く、実際に阪神淡路大震災や東日本大震災時にも倒れなかったという報告が何件も上がってきています。また、天井と床の固定タイプ以外にも、天井から吊り下げられ、床から浮いた天吊りコラムという製品もあります。

いずれも固定式なので、基本的なケアオペレーションが決まっている場合は、とてもお勧めの供給システムです。

5 視認性

比較的、見落とされがちなのがサインや掲示板です。ICUの病床番号や、エリアサインなど、このあたり、なかなか細かく検討していくことが難しいですが、間違えるとICUにかかわるスタッフや患者、家族などのストレスを無意識のうちに高めてしまう問題でもあるのです。

見やすいということはもちろんのこと、色味やサイズ、例えばフォントであれば、ゴシック体を使うのか？ 明朝体を使うのか？ 細かく設定をしていくと、ICUの環境もよりよくなっていくものです。

サインだけでなく、掲示板の位置やそこに何を貼るのか？ そういったところまで事前に検討を行うことも重要だと思います。それには、ICUのスタッフがどのようなコミュニケーションを日常のオペレーションに組み込んでいくのか？ ということも含まれていきます。そういった「どのように運営をしていくのか？」がICUの環境作りには大切な事前設定となるのです。これは、ICUエリア内の壁面の配色計画や、カウンター、個室の色味や柄などに含まれる問題でもあるのです。

変化を受け入れ、適応していくことが重要

新型コロナウイルス感染症により、世界的にライフスタイルが激変した3年間、まだ今後もどうなるかわからない日々を世界中の人々が過ごしています。今まで当たり前だと思っていた常識が、ある日突然にそうではなくなってしまう。ICUの環境をはじめ医療環境でも、今までの常識から新しい常識へとシフトしていく、まさに転換期ではないでしょうか。

我々デザイナーは、常に社会に適応しながらもその先を見据えて、現在よりちょっと先の物や環境を提案していきます。カメレオンのように常に変わっていくことが職業的にも求められているのです。しかし、その根幹には、揺るぎない思想や哲学が1本通っているからこそ、変化をしていくことができると考えています。

ICUの環境作りにかかわって10年。この10年間でも社会の多くの常識が激変するのを客観的に見てきました。それは、医療業界だけではなく、そこにかかわる建築産業をはじめ、材料メーカーや製造メーカーなど多

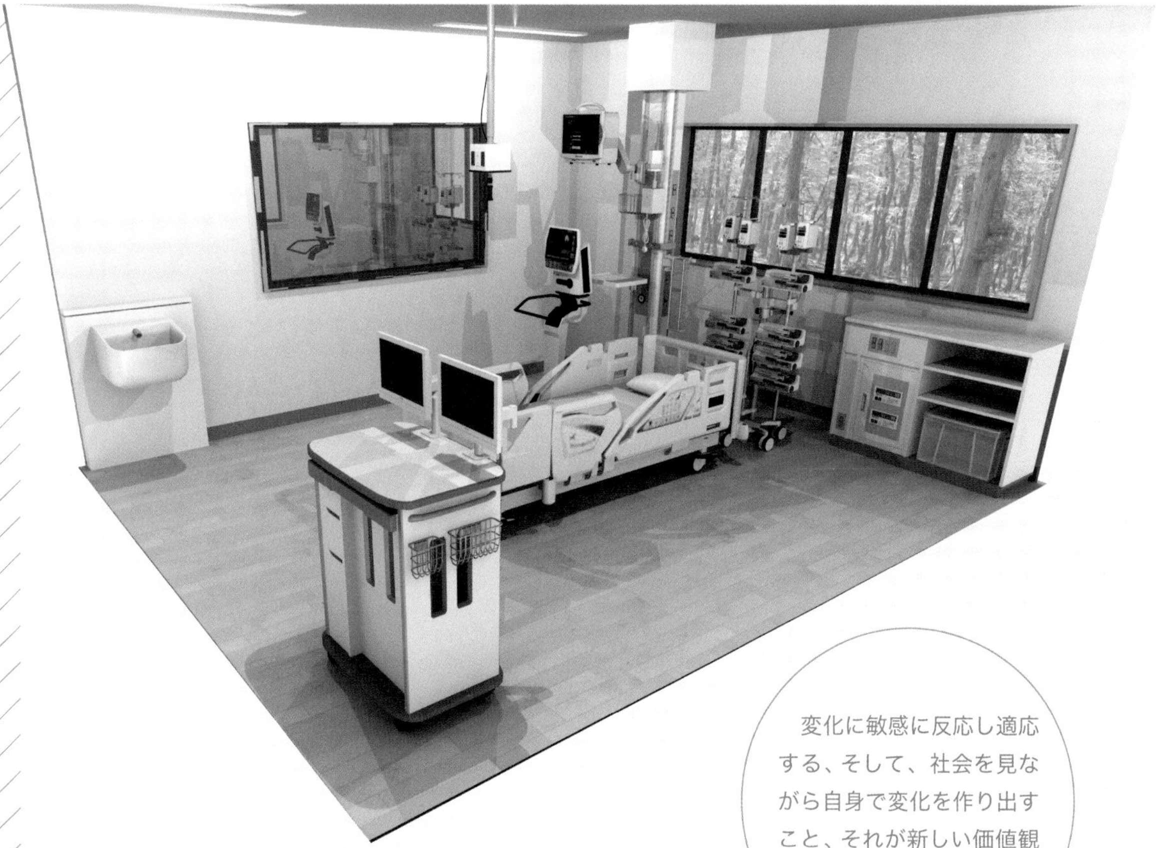

変化に敏感に反応し適応する、そして、社会を見ながら自身で変化を作り出すこと、それが新しい価値観作りにつながる！

くの業界も同じように変化してきました。それは、よい意味での変化から悪い意味での変化まで幅広くです。

総じていえることは、その変化をどれだけ受け入れることができるか？ その変化に敏感に反応し、適応する能力こそがこれからの時代の重要なポイントではないかと思うのです。そして、社会を見ながら、自身で変化を作り出すことができること、それこそが新しい価値作りにつながるのではないでしょうか？

常に日進月歩な医療や看護の世界。そういった意味でも私がかかわっているICU環境の今を整理してICUの環境作りにかかわる方々に共有できれば、新たな価値作りのご協力につながっていくのでは、と常々思い描いておりました。

そんな最中、まだまだ何も整理できていない私の想いにご興味を持っていただき、執筆をするきっかけを作ってくださった本書監修の道又元裕先生、露木菜緒さん(ヴェクソンインターナショナル株式会社)、本当に感謝です。お2人に、この場を借りてお礼をさせていただきます。ありがとうございました。

引用・参考文献

1)一般社団法人 日本集中治療医学会理事会, 日本集中治療医学会集中治療部設置指針改訂タスクフォース: 提言 集中治療部設置のための指針 2022年改訂版. 日集中医誌;29:477-484, 2022. https://www.jsicm.org/publication/pdf/ICU-kijun2022.pdf

2)一般社団法人 日本集中治療医学会 集中治療部設置基準検討委員会:資料 集中治療部設置のための指針−2002年3月−, 2002. https://www.jsicm.org/pdf/ICU-kijun.pdf

3)一般社団法人日本医療福祉建築協会:集中治療部門の運用と施設計画に関する研究報告書:2010年度課題研究, 2011.

Part 2

わたしが理想とする ICUの環境とデザイン！

- 「治療環境」と「生活環境」の両側面から検討しよう
- 変化やニーズに対応できるICU環境とは
  〜米国・小児ICUの現場から〜
- 病院移転によるICU新設に携わった経験から
- 現場スタッフの導線と患者目線を考慮したICU空間を
- ICUにおける「療養しやすい環境」とは
- ICU環境に求める4つのキーワード
  〜プライバシー確保・清潔・視認性・アクセシビリティ〜
- 「ヒトが中心にある」ICUデザインが当たり前になる時代に
- スーパーナースでなくても良い仕事ができるICUを作ろう
- 病院建築計画の5つのフェーズと進め方のポイント
- ベッド周りの設備機器における理想のケア環境とは
- 多職種で理想のICUデザインを描く
  〜臨床工学技士の視点から〜
- PICS予防につながるICU空間とは
  〜理学療法士の視点から〜
- 薬剤師が働きやすいICU環境とは
  〜まずは多職種とコミュニケーションがとれる環境を〜
- 管理栄養士の視点からみた理想的なICU環境とは

「治療環境」と「生活環境」の両側面から検討しよう

濱本実也
公立陶生病院 集中治療室 看護師長

Summary

理想のICUの環境は、施設が持つICUの役割によっておそらく異なります。

しかし、運用上あるいは快適性を高めるための構造や工夫は共通しています。病室は個室を基本とし、各部屋の機能は統一、そして室内は患者のニーズに対応できるようシンプルな作りがよいと考えます。また、機器備品や衛生材料などの物品は、片側あるいは両側に壁付けすると管理しやすいです。また、フロアやスタッフステーションには、多職種ディスカッションを促進するよう、カウンターやテーブルを意図的に設置します。さらに、仮眠室や休憩室のアメニティを充実させるなど、スタッフの休息環境を整えることも忘れてはなりません。スタッフの働きやすさがケアの質と効率化に直結するからです。

Point

- □ 各病室は、なるべく同じ機能を持たせる。
- □ 部屋の機能は、「治療環境」と「生活環境」の両側面から検討する。
- □ 多職種がいつでもディスカッションできる空間を作る。
- □ 仮眠室の快適性を追求する。

はじめに

ICUは病院の縮図といわれますが、それは機能や運営だけに限ったことではありません。検査システム、機器管理、物品管理、薬品管理など、病院機能の一部を担うに相応しい構造と環境が求められます。また、患者管理においては、そこが治療環境であると同時に患者の生活環境であることを念頭に置きデザインすることが重要となります。

さらに、ICUは従来の生命予後を改善する場から社会復帰を目指す場へと大きくシフトしています。今回、これまでに経験したICU立ち上げや移転、そして日々の業務の中で寄せられた患者や家族の方のニーズを振り返りながら、理想の環境について私見を述べます。

個室か、大部屋か、MIXか

ICU全体の患者を広く見渡す(少なくとも音や臭いなどに早く気づく)ことができ、医療者の行き来がしやすいという点では、大部屋に軍配があがるのかもしれません。また「みなし通路(または病床)」が可能ということは、施設基準を満たすうえでプラスに働くことから施設としての利点もあります。しかし、対患者個人の環境から考えれば、個室のほうが優れていることは疑いようもありません。感染対策、プライバシーの保護、他の患者や医療者の声や騒音を軽減し、あるいは臭いなどを遮断するなど、個室のメリットは大きく、ICUに個室は必須であると考えています。

では、個室と大部屋のMIXならどうでしょう。実は以前に経験したICUは、個室と大部屋がMIXされた環境でした。2種類の部屋があるということは患者の状況によって選択できるという側面があり、1種類よりもよいような気がしていましたが、運用が始まりすぐに誤りだと気づきました。実際には、「選択できる＝変更を求められる」であり、感染が明らかになれば個室、重症度が上がれば個室、より重症あるいは感染力が強い感染症患者が発生したら患者の入れ替えを余儀なくされ、大変なときほどベッド移動に時間を取られるという事態に陥りました。

私自身は全室個室がよいと考えていますが、その場合も、あるいは大部屋やMIXとなった場合も、「可能な限り同じ機能をもった病室に揃える」ことが必要であると考えています。「陰圧室(または陰陽圧切り替え)」「面積」「前室の有無」などの構造も含めてです。それにより「無駄な部屋移動(変更)」を避ける、あるいは最小限にすることができます。

各部屋の機能(設備)は、「治療環境」と「生活環境」の両側面から検討

部屋の設備においては、診療機能の質を軸とした「治療環境」と、患者の日常生活を基盤にした「生活環境」の、少なくとも2つの側面から検討しましょう。

1 治療環境

高度な治療を行うICUにおいては、医療機器を適切に配置できる環境が円滑な治療や管理に直結します。それは、病室面積、電源や各配管の位置や数、医療消耗品、ごみ箱の配置などによって影響を受けます。また、患者の部屋でどの程度の作業(準備)を行うことを想定しているのかによっても異なります。とくに、配管と電源の位置は、人工呼吸器、生体モニタ、ECMO、IABP、10台以上のポンプの装着など最重症患者を想定したうえで、状態観察、気管吸引、アラーム対応など頻度の高い観察やケアをシミュレートしながら決定します。ときに、「人工呼吸器は右側」「ECMOは右側」「CHDFも右側のカニュレーションからが多い」などの理由から「ベッド右側のスペースを空ける」などのオーダーを聞くことがあります。もし全患者が右に機器を配置したとしても、その場合ケアに

必要な作業は左のスペースで行うことになり、結局左側もスペースが必要になります。また、家族が面会に来られれば、当然空いた左側から患者に接触することになるため、やはり左にスペースが必要になります。よってベッドは部屋の中央、そして左右対照の位置に配管やスペースを設けるのがベターであると考えています。

電源設備では、消費電力を考えて病室の電源容量を決定します。ときにICUでは、同じ電源からタコ足配線で何台ものポンプや医療機器がつながれていることがあります。このような配線に超音波診断装置など消費電力の大きいものを接続した場合、電源トラブルにつながることがあります。実際に経験しましたが、ICUでの電気系統のトラブルは、想像以上の混乱を招き、大惨事につながります。消費電力が大きなものは、専用の電源を明確にするなど運用上の工夫も考えて配置しましょう。

個室の場合には、部屋の間に「どちらの部屋からでも操作可能なブラインド付きの窓」を設置します。必要時に両サイドの患者の状況を確認することが可能となり、個室のデメリットを軽減できます。

感染対策上、室内の換気フィルターの効率は99%以上とし、換気回数は陰圧室であれば12回/時、通常の個室でも6回/時以上が理想です。

2 生活環境

患者にとって、病室は自室であり、生活をする場所です。プライバシーに配慮するとともに、患者が好むレイアウトやアメニティを提供する必要があります。

壁は、窓以外はマグネットで好きなものを貼れる素材が望ましいです(図1)。また、必要なものを手元あるいはベッドサイドに揃えられるよう、オーバーベッドテーブルなどを配置します。さらに、テレビや読書、音楽鑑賞だけでなく、PCや携帯電話などが使用できるようWi-Fi環境を整えることも必要です。

ところで、壁の模様は、ときにせん妄患者に大きな不安を与える要因となります。細かい絵が虫のように見え、波打つ模様が蠢く生き物に見えるという訴えをよく聞きます。以前、設計の方に、「防音などの効果をもったものは、このような模様(素材)になる(図2)」と説明を受けましたが、できれば天

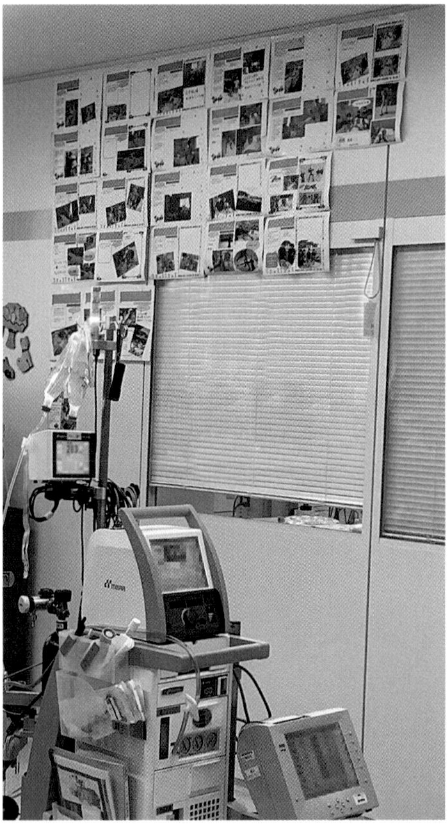

図1 壁に貼られたリハビリテーションの思い出

壁は、窓以外はマグネットで好きなものを貼れる素材が望ましい。

井や壁の素材は細かな模様のないものがよいでしょう。

外側の窓は、なるべく日光を取り入れられるよう大きめがよいです。また、換気システムがあったとしても、排泄物の臭い対策や患者の希望により風を取り込むことができるよう開閉可能な窓が望ましいです。

以前、個室の廊下側の上方にガラスが嵌め込まれている部屋がありました。光をなるべく取り入れようとするものだったのかもしれませんが、患者にとっては「眩しい」だけのものでした。光を取り入れるために作られたすべての構造には、光を遮断するための機能を持たせる必要があるということを患者の話から改めて学びました。

部屋の広さは、施設基準や指針[1)]などから考えれば「病室1床あたり20m^{2}以上」が望ましいといえます。縦横の比率は問われていませんが、個人的には「部屋の中でベッドが縦横自由に配置できる広さ」、具体的には23m^{2}以上がよいと考えます。患者の気分転換にベッドの位置（患者から見た窓の位置）を容易に変えることができるからです（図3）。

一方、ベッドの位置を変えると、意図的にベッド上に配置したものが邪魔になったり、機能しなくなったりします。天井に配置するものは最小限とするか、ベッドの位置を変えることを前提に、可動式にすることが望ましいでしょう。シンプルなほうが柔軟性が高い（応用が容易だ）からです。

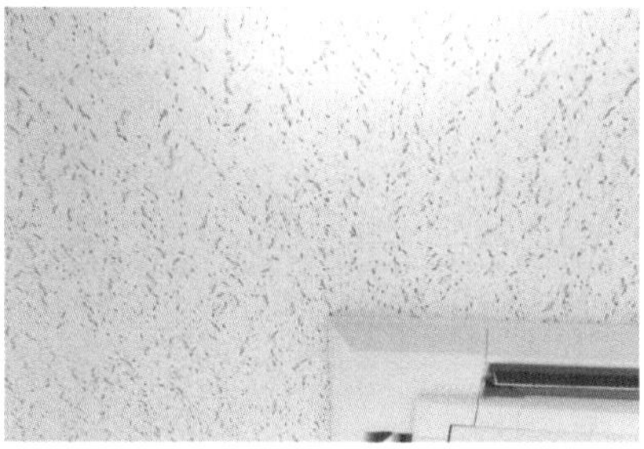

図2 天井の模様

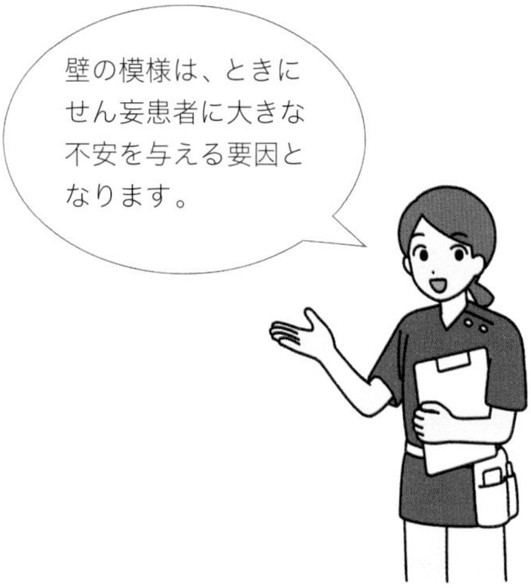
壁の模様は、ときにせん妄患者に大きな不安を与える要因となります。

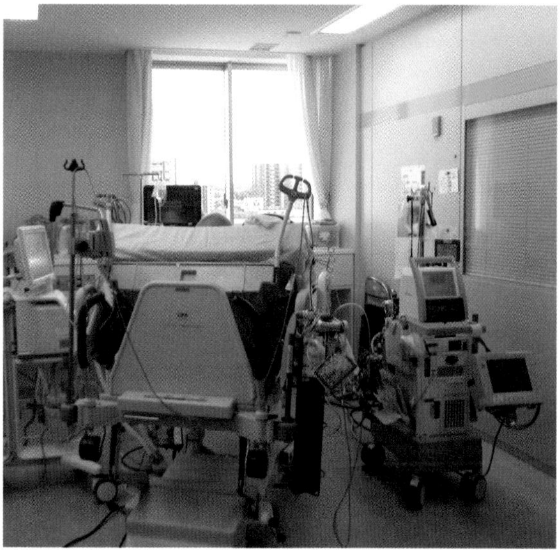

図3 ベッドの位置を変更し窓の外が見えるように配置

㊀ スタッフステーション

1 どこでもディスカッション

ICUは多職種が集まる場であり、それぞれの職種が患者介入を行うタイミングで突如としてディスカッションやカンファレンスが始まることがあります。思いついたときにその場で話し合いや記録が行えるよう、スタッフステーションのテーブルだけでなく、病室が並ぶ廊下に沿ってカウンターやPCが設置されていると便利です。

2 オープン師長室

看護師長は、患者へ提供されるケアの質を担保し、また看護スタッフを支援・調整し、部署での問題に注意を払う存在です。変化の速いICUだからこそ、その変化を鋭敏に察知できるよう師長机はスタッフステーションの中央にあるべきだと考えています。少なくとも「師長室」という別室ではなく、広く患者やスタッフの様子を確認できる場所が望ましいでしょう。スタッフの動きやICUの空気を感じることが、適切な判断や役割遂行につながると考えています。

以前、面会後の家族の方が、机に座っていた私に気づき近づいて来られたことがありました。「師長さん、先日は……」と話し始められ、しばらく聞いていると「少しお時間いいですか？」と改めて確認されました。最初は挨拶、師長の手が空いている（話してもよさそうだ）と判断して、別室での面談を希望されたようでした。見えない師長の都合を伺うことは気が引けるかもしれませんが、目の前にいて会釈する人には話しかけやすいものです。スタッフや多職種も例外ではありません。問題の多い（細かい調整が求められる）ICUだからこそ、いろんな意味でオープンがよいのではと考えます。

㊁ 仮眠室の快適性を追求する

診療報酬の関係上（規定された看護体制以上の人員が配置されている場合を除き）、ICUスタッフは、（とくに夜間）ICUから出ることを制限されます。よって仮眠室はICU内に設置されることになります。また一般病棟と異なり、ICUではまとまった休憩時間を確保しにくいです。そのため、仮眠室は短時間でも休息が図れるよう①スタッフの出入りが少ない場所、②防音、遮光対策、③適切な空調管理、④時計、電話、鏡などアメニティを充実させ、安心して深く眠れるような環境を整えましょう。

ときに、休憩室や仮眠室の空調管理を、病室と連動するような設計をされることがあります。正直、ICUにおいてこれは最悪です。ICUでは患者の体温調整を図るために空調を使用することがありますし、多数の機器を使用する部屋は室温が上昇するため冬でも室温を下げることもあります。空調が連動している場合、同じ系統の患者の部屋の温度に影響を受けるため、灼熱の夏や極寒の冬を休憩室で味わうことになります。

㊂ 整理整頓できる量と場所を確保する

1 常に「収める」

ICUで管理する医療機器や関連物品の量は、他部署とは比較になりません。これらはすべて、所定の物品庫に収める必要があり、極端な話、物品は収納できる量しか配置すべきではないのです。業務の中で、たまたま廊下にワゴンや救急カートが出ていることはあるかもしれませんが、業務終了時(申し送り時)には、すべてが所定の位置に収まるよう配置・管理しましょう(図4、5)。

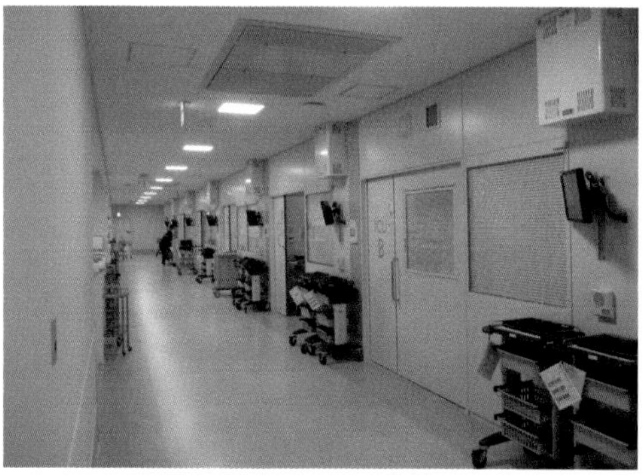

図4 廊下

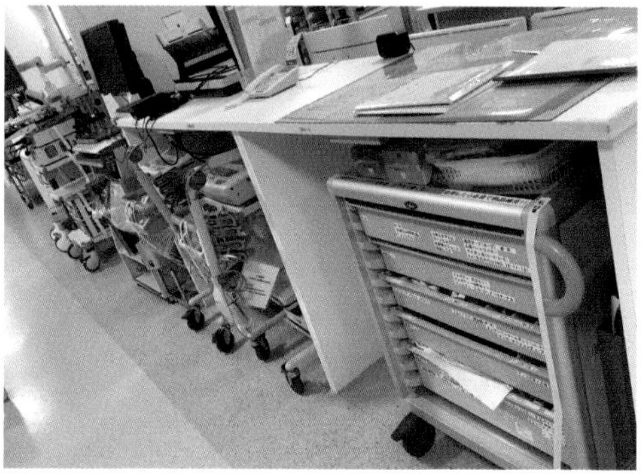

図5 カウンター下に収納

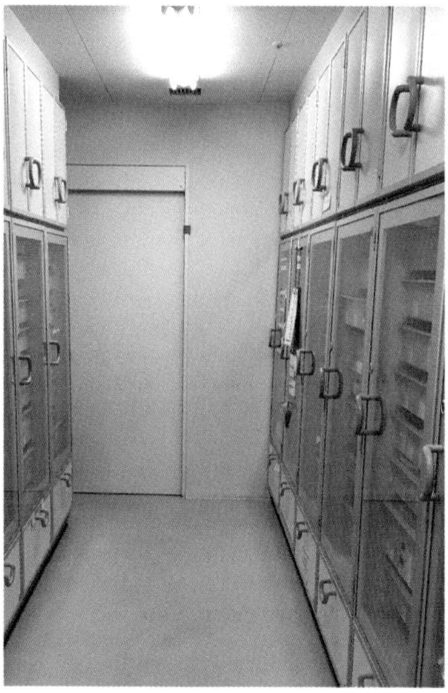

図6 物品庫
約500種類の物品を収納している。

2 外から見える

ICUでは、(機能にもよるが)医療材料だけでも500種類を超える管理が必要となります。物品が管理しにくい環境は、著しく作業効率を下げてしまいます。倉庫であれ、機材室であれ、壁側にきれいに整列した配置が美しく、また探しやすいと考えています。正方形の空間に、左右複数列の物品が並ぶよりは、長方形の空間に壁に沿って一列、あるいは左右に一列連なっているほうが整理も使用もしやすいと考えます(図6、7)。

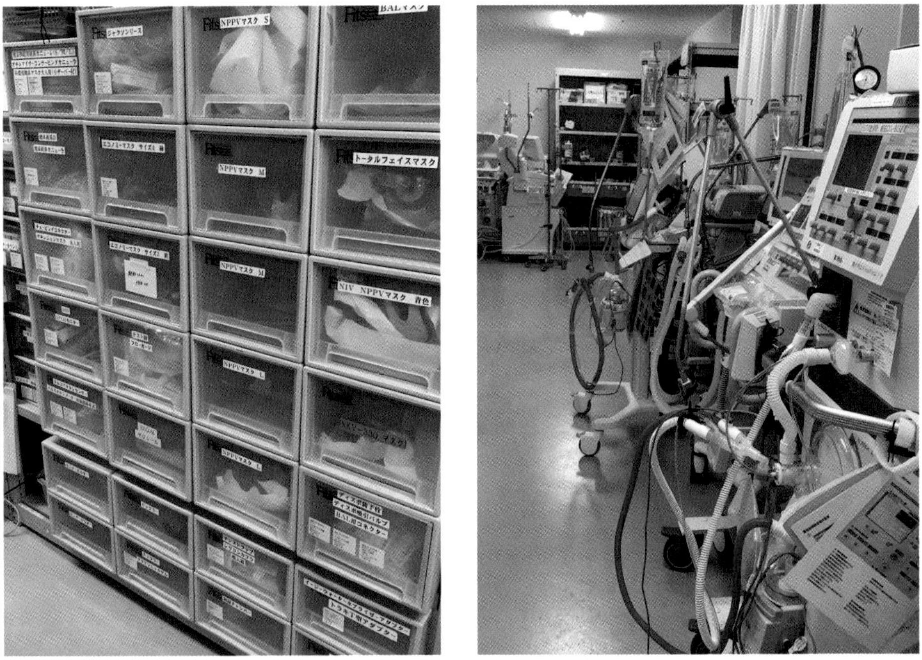

図7 機材庫
機器と関連備品が一列に並ぶ。

多目的使用が可能な個室（面談室・面会室など）の配置

家族控え室や面談室は、病床数に対し３割の室数は必要だと考えています。10床のICUであれば、少なくとも3室、以降5床に1室は確保する必要があります。もちろん、ICUの機能によって異なるかもしれませんが、緊急入院の患者や術後入室の患者が重なったとしても、家族を廊下やICU入り口で待たせるようなことがないように、十分な数を確保しておくべきだと考えています。

これらの個室は、空いていればさまざまな使い方ができます。スタッフが看護研究でこもることも、小グループでのミーティングでも、スタッフとの面談でも、応用が可能です。病床数が増えれば、スタッフ数も増えることになるため、このような面談室の使用頻度も必然的に上がります。

おわりに

ICUの構造的な環境を変えられる機会は多くはありません。もし、機会に恵まれたら、自身の考えだけでなく、ともに働くスタッフの考えや希望をなるべく聴取することが大切です。それは自分の要望が受け入れられるという満足感や肯定感、そしてともにICUを作り上げるという意識を高めることにつながります。もしいつか、設計したICU環境に何らかのほころびが生じたとしても(ICUの役割や機能が変わったことによる不具合であったとしても)、よりよいICU環境を目指して検討した経験が、ほころびの修復を加速する力になると信じています。

執筆後記

「ICUフロア全体を見渡せる医師室にしたい」そう語ったH医師は、医師控室の側面をガラス張りにするという驚きの提案をしました。「休憩中もスタッフの安心と安全を担保したい」という熱い思いに感動し、設計の要望書に優先事項として記しました。

後日、「要望にお応えできました」というコメントの添えられた設計図を見て愕然としました。なんと、大きなガラス窓の向こうには汚物室と洗浄室が。なるほど。確かに要望どおりの大きなガラス窓ではあるけれども……ぜひ、理由を聞いてほしかったものです。

引用・参考文献

1)一般社団法人 日本集中治療医学会理事会. 日本集中治療医学会集中治療部設置指針改訂タスクフォース：提言 集中治療部設置のための指針 2022年改訂版. 日集中医誌；29：477-484, 2022. https://www.jsicm.org/publication/pdf/ICU-kijun2022.pdf

変化やニーズに対応できるICU環境とは
～米国・小児ICUの現場から～

ピーターソン由紀
ミシガンメディスン・ミシガン大学 ECMOプログラム

Summary

医療者、患者家族にやさしいICU環境とはどのようなものでしょうか？ ここ10年、20年ほどで、テクノロジーがものすごい勢いで変化しており、古い病棟はなかなか使い勝手が悪くなってきたりしています。カルテがコンピュータ化したこと、いろいろな機材をベッドサイドで簡単に使用できるようになったことなど、また、以前のようにICUが閉鎖的ではなくなり、家族を治療に積極的に参加させるなど、さまざまな変化があります。この変化に対応でき、また、医療者のニーズにも対応できるICU環境というものを考えてみました。

Point

- □ いろいろな機材に対応できる病室
- □ 患者家族中心のケア
- □ 看護師の身体的負担の軽減
- □ 実際の看護ケアだけでなく病棟ミーティング、教育用のスペース

はじめに

さて、この原稿のお話を監修の道又さんからいただいたとき、ふーん、ICUの環境づくりねー、あまり真剣に考えたことなかったな、いや、仕事しながら、こんなICUはいいとか、ここはダメとか、いろいろ文句を言ったりしているので、これはちょっと自分の考えをまとめるのにいい機会かな、と思いました。実際、今までにいくつかの違うICUの病室を見てきましたので、そこからいろいろ考察してみたいと思います。

㊀ 病室

1 大きさ

はっきりと「このくらいの大きさ」というきちんとした面積の例などはないのですが、いろいろな機械が入っても、医療者が余裕で歩き回れる広さがあるとよいと思います。

広さとしては、成人と小児のICUにより変わってくるかと思います。また、どのようなデバイスをそのICUで使うのかによっても変わってくると思います。たくさんのIVポンプと人工呼吸器のほかに、CRRTの機械、IABP、ECMOの機械などが部屋に入り、そのうえ何人かの医療者が部屋にいると身動きを取るのが大変になります。これだけの機械が入ってもまだ余裕を持って動けるくらいに部屋の広さがあるといいと思います。

2 個室 or オープンスペース

基本は個室がいいと思いますが、何床かは、オープンスペースで、カーテンで仕切るようなベッドがあるといいかと思います。ただ、これは、プライバシーの観点から見ると成人のICUでは少し、無理があるかもしれません。小児のICUでは可能でしょうか。かなり重症の患者は、やはりこのようにどこからでも常時観察できる環境は、医療者とくに看護師にはありがたいのではないでしょうか。

実際に、現在働いているミシガン大学病院の小児ICUと小児心臓外科ICUの一部は、ベイ(Bay)と呼ばれていますが、広いオープンフロアにベッドスペースが作られており、カーテンで間仕切りするようになっています。感染症もしくは、隔離の必要のない患者は、術直後や、ECMOなどを使用する場合、そのベイに入室することがほとんどで、スペース的には非常に働きやすいです。

個室の場合は、ドアの開閉が非常に問題になってきます(**図1**)。重症患者の場合は、先述したようにいろいろな機械が患者のベッドとともに部屋に入ってきますから、ドアがどのように開くかというのは非常に重要になります。部屋の一側面が完全にオープンになるようなドアのデザインが必要になると思います。

3 コンピュータの設置

病室の中にはもちろんコンピュータが設置されていて、このコンピュータがcomputer on wheelsのように移動できるのがスペースを有効に使うためにはいいかと思います。また高さの調節ができると看護師の背中や腰の負担が減ります。椅子も部屋にあれば、看護記録をする際にも看護師の負担が軽減す

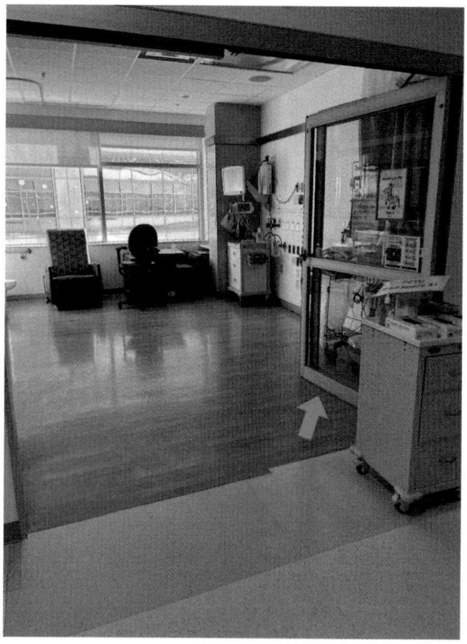

図1 個室のドア
ドアがこれくらい開くといいですよね(➡)。
でもドアが内側に開くのはイマイチ。

るかと思います。病室の外にも、病室の中が見渡せる窓などを付け、そこにコンピュータが設置されていると、モニタまたは患者を観察しながらチャートができます。

4 トイレ

トイレは、個室にはついていることが望ましいと思います。また、これはとてもいいアイディアと思ったのが、CRRTの廃液バッグを交換したのちに、トイレなど汚物排水口まで持っていくのは大変なのですが、交換後そのまま機械の横に下げ、排泄用のチューブを接続し壁に作られた汚物排泄管に接続して廃液するというシステムです(図2)。このシステムであれば、いちいち5kgほどの廃液バッグを運んで廃液するということをしなくて済み、非常に看護師にやさしいシステムだと思います。以前、2時間おきぐらいに5kgのバッグを交換し、汚物室まで運んで廃液するという作業をしていた者にとって、これはすばらしいアイディアです。

5 その他：病床数や酸素配管、電源

病床数は、いろいろな要因が絡んでくるかと思いますが、20床前後が、おそらくICUでのキャパシティではないかと思います。これ以上多くなると、リーダーもしくはチャージ看護師が、全患者を把握するのが難しくなってくるのではないかと思います。また、このようなオープンスペースの酸素や電源ですが、移動可能な柱を設置するとスペースのアレンジが簡単になるでしょう。

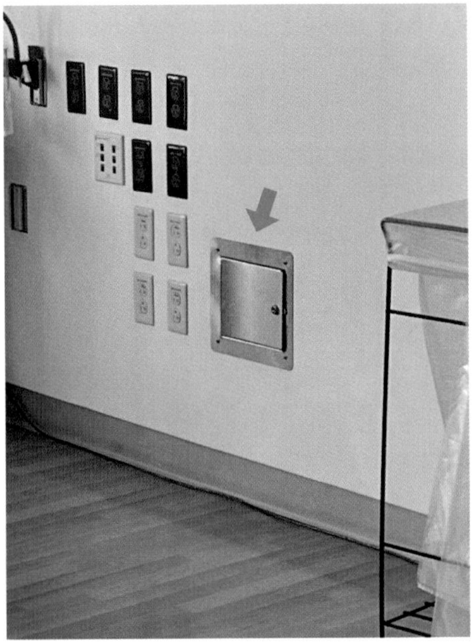

図2 トイレの個室
トイレのドアの中には、CRRTなどの排泄物を流せる管がある(➡)。

⊖ スタッフ関連

昔でいうようなナースステーションなどは、必要ないかと思います。ただ、リーダー看護師や病棟の事務をする方がいるようなところは必要でしょう。おそらくオープンスペースで、重症患者の近くにそのようなステーションがあるとよいと思います。また、ICU全体に大きなモニタスクリーンを設置し、誰でも、どこでも、心電図やその他のバイタルサインをモニタリングできるとよいでしょう。

看護師の休憩室は重要です。病棟と同じフロアで、しかしながら完全に病棟から隔離されたスペースが必要です。もちろん、簡単なキッチンもついていて、カウチもあるといいですね。また、カンファレンスルーム、もしくは病棟内の教育などでも使えるようなコ

ンピュータの設置された部屋もあるといいでしょう。

病棟全体を通し、手洗い場、コンピュータがいろいろなところに設置されていることが重要です。手洗い場は部屋の中、外どちらにもあることが肝心だと思います。

⊖ 機材室、倉庫関連

薬品などは、各部屋でも管理できるように鍵付きの、もしくはロック付きの棚、引き出しなどがあるといいと思います。その他、その病棟で必要な機材を保管する機材庫は、ICUの近くにあり、また、簡単に機材の出し入れができるほどの広さが必要です。何かを取るために、何かを部屋の外に出し、そして必要な機材を出す、では緊急時に対応できないので、ある程度の余裕のある機材庫が必要です。

⊖ 家族関連

家族控室は、ICUと同じフロアであるとよいでしょう。家族控室は、なるべく家族がリラックスできるような場所であるべきです。ただ、生死を分けるような状況の患者を持つ家族のために個別の部屋があるかといいと思います。また、この部屋は家族への状況の説明の部屋としても使えるかと思います。小児の患者の場合は、親が病棟に泊まれるようなシステムもあるといいでしょう(例えば、カウチがベッドになるなど)。また、病院の近くにホテルなど、遠方から来る家族のための宿泊施設があると便利です。

家族がエレベーターの前などで、他の家族に連絡を取っているなどの姿をよく見かけますが、プライベートなこともあると思いますので、電話室のようなものがあるといいですね。大きくなくていいですが、椅子や、ティッシュペーパーなどが備わっているといいかと思います。

⊖ その他：エレベーター、血液ガス室、給湯室

エレベーターは、非常に大切です。ICUの患者は、いろいろな機材が一緒に移動しなければならないことが多くあるので、ベッド、IVポンプ、その他の機材、医療者がスムーズに入れるくらいの大きさのエレベーターが必要です。エレベーターに乗り降りする際の隙間はどうすることもできないかもしれませんが、それがなるべく小さく、またあまり段差がないようにしなくてはならないと思います。車輪が溝に挟まるとか、段差が大きいと機材を動かすのが大変です。

血液ガス室は、それぞれのICUに備わっているのがベストだと思います。やはり、コードブルーのときなどは、すばやく血液ガスの結果を知ることが必要ですから、可能であればそれぞれのICUに常時検査技師がいる

ことが望ましいです。

給湯室もスタッフ、患者家族、栄養管理士用にあるといいでしょう。水、コーヒー、お茶などセルフサービスや、その他経管栄養もしくは、新生児用のフォーミュラ(赤ちゃん用ミルク)などを保管できるところは必要かと思います。

おわりに

なかなか具体的に書くのは難しいですね。現在働いている病院の小児ICUと小児心臓外科ICUは、10年前に建てられた建物で、病棟をデザインするにあたり、デザインチームに看護師が参加しており看護師の意見をふんだんに取り入れたということです。そのため か、この2つのICUは働きやすい環境となっています。それでも、100%ではないので、なかなか完璧なICU環境を作るというのは、大変だなと思います。それに比べ、成人の外科ICUは、一番古い建物で、いろいろな不都合がたくさんあります。そのような対照的な2つのICUを考えながら、何が必要か考えてみました。

執筆後記

さて、私はアメリカで看護をしているほうがすっかり長くなって、今の日本の病院がどのようになっているのかあまりよくわかりませんが、給湯室に関する記述のところで「家族やスタッフへのコーヒーやお茶」と書きましたが、果たして日本では、コーヒーやお茶をICUの病棟内(病室内ではないです)で飲んでもいいのだろうか? とふと思いました。また、アメリカでは、医療者が外から出前を取るのは日常茶飯事ですが、日本でもするでしょうか?

と、ここで大昔のことを思い出しました。まだ日本で働いていたときですから、20数年前のことなのですが、道又さんと仕事をしていて、ラーメンが食べたいという話になって、道又さんが出前を取ったことがありました。ICUに持ってきてもらったことがありましたねー。おいしかったですよー。もう、ずいぶん前のことですから、時効ですね(笑)

病院移転によるICU新設に携わった経験から

若松ちひろ
あやせ循環器リハビリ病院 病棟師長

Summary

設計の段階でICUと同じフロアにあるべき設備・機能を厳選してレイアウトすることが治療に携わるスタッフの働きやすさや患者・患者家族のメリットにつながります。

プライバシーや感染症に配慮しつつ病床周囲の環境を整えることで、患者と医療従事者双方の快適性を高めることも大切です。外の景色の見られる窓や、車椅子で出られるベランダを設置することが患者の気分転換になるかもしれません。将来のレイアウト変更にも対応できるよう、ゆとりをもった設計にすることが望ましいと考えます。

Point

- □ 病床は固定型ではなく、レイアウトが自由にできる構造が望ましい。
- □ 家族がくつろげる十分なスペースが確保できることが理想である。
- □ 感染症患者の面会や感染対策にも設計の段階から配慮する。

はじめに

著者は数年前、勤務する施設で新病院移転という貴重な体験をしました。移転前、新病院のレイアウトや構成が決まった段階で図面に触れる機会はあったものの、現場のスタッフがレイアウトや構成に関わることはありませんでした。新病院のICUは、1床あたり20m^{2}の面積を確保し、はじめて特定集中治療室管理料1を申請する体制が整いました。

新しい環境や設備の中で看護ができることに胸を膨らませていました。働き始めると「ここにはこれがあったらな」「この柱がなければよかった」「もう少し空調の位置がこっちだったら」と現場からはさまざまな意見がありました。

今回はその経験と日ごろから感じていることを交えながら、「わたしが理想とするICUの環境」についてまとめてみます。

㊂ ICUを中心とした動線

ICUは救急外来、CT室やカテーテル室、手術室が同じフロアにあることが望ましいと考えます。例えば、救急外来で急性冠症候群(急性心筋梗塞)が疑われると、速やかに緊急カテーテル検査を行います。特に急性心筋梗塞ではdoor to balloon timeは90分以内が目標とされており、自施設では患者到着から20分以内にカテーテル室へ送り出すことを目標にしています。放射線技師や臨床工学技士など治療に携わるスタッフを含め治療に臨む体制を構築しています。同フロアに救急外来やカテーテル室が集約されることで移動時間の短縮やカテーテル治療の早期開始が可能となります。また、カテーテルの結果手術が選択されることもあり、カテーテル室から手術室へ直接入室することで緊急時の早急な治療が可能です。さらに看護師と治療に携わるスタッフが常に同じフロアで勤務していることは、自然とコミュニケーションが多く図れ、情報共有や相互の協力が得やすくなることも大きな利点です。

㊂ ICU病床は個室と大部屋の混合型

ICU病床では個室と大部屋のそれぞれにメリットとデメリットがあります。

個室のメリットとしては音や光などの刺激を遮断したい場合に適しており、クモ膜下出血直後の再破裂が懸念される時期の安静時などには個室が向いています。また感染対策上隔離が必要な場合や終末期の患者が家族と最期の時間を過ごす場所としても個室は必要です。一方、大部屋は医療従事者の目が行き届きやすいというメリットがあります。患者と医療従事者双方のメリットとデメリットを交え個室と大部屋が混合したICU病床が適していると考えます。

ICUの大部屋は1床あたり20m^{2}以上、ベッド間の距離は3.6m以上が推奨されており、個室では1床あたりの面積25m^{2}以上が推奨されています。これは現在の推奨であり、今後新たに導入される医療機器や感染対策として面積や距離が狭くなることはなく、むしろ広くなる可能性が高いと考えます。ICU工事施工の段階で個室や大部屋を仕切る壁については防音性を保ちつつ、固定型の構造ではなく簡便な工事で取り外しが可能、かつレイアウトが自由にできるような構造が望ましいと考えます(**図1**)。

㊂ ベッド周囲の環境

1 プライバシーの配慮

個室でも大部屋でも治療や処置、ケアの際にカーテンやスクリーンによりプライバシーを配慮しなければなりません。スクリーンの上げ下げ等は看護師の労働負荷になります。瞬間調光液晶ガラス・フィルム[注1)]の採

注1)瞬間調光液晶ガラス・フィルムとはガラスに圧着された高品質の液晶フィルムを通電することにより、透明なガラスと乳白色のガラススクリーンを瞬時に切り替えることができるガラスです。

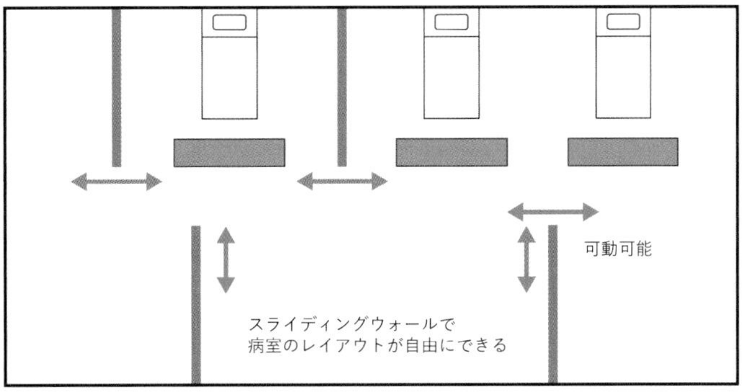

図1 レイアウトが自由にできるICU構造のイメージ

用が適しています。またスイッチ類に触れるのではなく「スクリーンを閉じて」「スクリーンを開けて」「電気を暗くして」などと声をかけると音声認識システムが対応するような環境が適していると考えます。

2 シーリングペンダント

シーリングペンダントは空間上部に電気・医療ガスなどの配管を設置できるものです。ベッドの配置は患者及び医療従事者双方の動きやすさを重視した配置が望ましいと考えます。例えば早期リハビリテーションを行ううえで、ウォールケアユニットでは人工呼吸器の配管やコンセント類の可動が限られており、リハビリの範囲に制限を感じます。筆者はシーリングペンダントの使用経験はありませんが、コンセント類と一緒に患者移動ができるイメージがあり、床に這いつくばるコンセントがないというだけでも使用価値が大きいのではないかと感じています。

3 ウォールケアユニット

ウォールケアユニットは、壁面に電気・医療ガスなどが組み込まれているものです。ウォールケアユニットの場合、コンセントがベッドの頭側、左右にあると非常に便利です。複数の医療用機械を使用するため、コンセントの数は多く設置してあると助かります。

4 外が見える窓の設置

外からの採光が十分に確保でき、昼夜の区別がつき、ベッド上から外の景色が見えることが望ましい環境と考えます。

患者は天井ばかり見ることが多い環境では昼夜のリズムが付きにくく、せん妄の要因となります。天井の点がなぜか黒い模様に見えて、「あそこに虫がいる」と言う患者を経験したことがあります。ベッドから見える景色が天井と白い壁だけではなく、優しく穏やかな壁色や、大きな窓から見える外の景色だったら、患者にとって気分的なリフレッシュにもなります。ちなみに自施設からはスカイツリーや隅田川の花火大会が見えます。患者さんと「今日はスカイツリーが何色に光っていますね」とお話できるのが楽しみの1つです。

5 ベッドサイドのアメニティ

ベッドサイドのアメニティについては、患者が自宅の部屋で過ごす環境を想像するといいかもしれません。ベッドサイドのさまざまな角度から見える壁かけ時計や可動型テレビモニタの設置。人工呼吸器が装着されていると頭の位置が固定されているため、可動式のアームによるテレビ鑑賞が可能であると便利です。

居心地のよい少し高級なホテルにはホテル全体にアロマの香りが漂っています。照明も間接照明を採用し、耳に心地のよいBGMが流れています。アロマディフューザーや間接照明、BGMなどホテルのような設計になりますが、患者とそこに勤務する医療従事者が心地のよい空間作りがコンセプトというICUも素敵だと思います。

6 患者毎の手洗いスペース

大部屋や個室を含め、1人の患者に対し、1つの手洗いスペースの確保が必要と考えます。手洗いや手指消毒は感染予防、感染拡大防止には非常に重要です。各洗面台に顔認証のカメラを設置し、実際に手洗いや手指消毒が実施されているかコンピュータで管理できるシステムがあるとより徹底した感染管理が可能と考えます。

7 汚物室

汚物室は汚物専用流し台やベッドパンウォッシャー、清掃用具などが十分に収納できるスペースの確保が必要です。看護師や看護助手など数名が入りお互いが接触しない十分なスペースの確保が必要と考えます。

8 機材倉庫

ICUで使用される機材は多種多様な機材があります。ME関連機器など年々使用する機器が増加しています。これら機器は今後も減少することはないのではないかと感じています。将来を見据え機材倉庫スペースはゆとりを持った設計とし、後に使用する用途に変更があった場合にも対応できるレイアウトである必要があります。

例えばスタッフが増員した場合の休憩スペースや学生や他施設からの実習や見学者の控室や実習スペースとして出入口、空調や窓も想定したレイアウト変更が可能な設計であると将来性があると考えます。

⊖ ICUと同フロアに設置すべき環境

ICUと同フロアには患者スペースとしての病室、スタッフステーション、家族控室などの家族スペース、医療スタッフの更衣室やトイレ、休憩室があることが理想的です。

1 スタッフステーションの構造

ICUで働くスタッフの目線で考えた場合、スタッフステーションの位置はICUフロア全体が見渡せる中央に設置することが望ましいと考えます。

2 患者用トイレとシャワー室

ICUにはさまざまな病態や安静度の患者が入室します。なかには立位可能な患者もいるため、車椅子でも使用可能な患者用トイレの設置が必要です。病状が安定していればシャワー浴が可能な患者もいます。シャワー室は体温低下が少なくなるように床暖房、浴室専用の暖房器具を設置する必要があります。

3 家族スペース

重篤な患者の家族や手術待機中の家族待機部屋は、家族がくつろげる十分なスペースが確保できることが理想です。待機する時間は深夜に及ぶことも多いため、数名が横になれるいくつかのソファベッドやカーペットフロアがあると便利です。フロア面積にゆとりがあれば、家族が待機できるスペースはいくつか準備されていることが理想的です。防音に優れた壁であることも必要です。厳しい病状説明後やお亡くなりになられた後に声を出して泣くことのできる個室が必要と考えます。他の患者家族などに気兼ねなく家族全員が感情を抑制しない環境は後の悲嘆のプロセスの助けになると考えます。

その他、モニタの設置も待機中の家族にとって必要な備品です。モニタはテレビ視聴が可能ですが、別の用途として手術待機中の家族へ音声のない術中映像の閲覧を可能とします。ある家族が手術映像を見ることで、患者と手術を一緒に乗り越える気持ちになったという意見がありました。希望する家族には術中映像の閲覧を提供してもいいかもしれません。

家族スペースのトイレについては高齢な家族も多いため、車椅子使用可能なトイレが望ましいと考えます。また仕事帰りで待機する家族もいるため、シャワー室を完備することも親切な設計と考えます。

4 医療スタッフの休憩スペース

ICUと同じフロアに職員用トイレ、更衣室、シャワー室、医師控え室、仮眠室があり仮眠室は個室または2段ベッドが望ましいと考えます。看護師休憩室は足を伸ばして休める場所や独立した洗面所の設置、補助看護スタッフやクラークも同時に休憩できるスペースの確保が必要と考えます。

自施設ICUで以前調査したアンケート結果では、休憩室にあってよかった物ランキングとして1位高機能トースター、2位コーヒーメーカー、3位ソファでしたが、個人的にはウォーターサーバーがあるといいと思います。また、同フロアに自動販売機が設置されていると気軽に水分補給ができ疲労回復につながると思います。

5 ミーティングスペース

ミーティング室として、あるいは学習スペースとして書籍を保管できる図書コーナーや、インターネット環境の整った部屋が必要です。このスペースは病棟会や個人面談、多目的スペースとして使用するため病棟のスタッフ人数が収容できるスペースの確保が必要です。

㊀ 感染症患者の面会

新型コロナウイルス感染症が猛威を振るい、感染症専用病棟を持たない病院も感染症対策のために個室の増設や、感染部屋の整備に奮闘したと思います。一般病棟も含め、全面的に面会が禁止となった病院が多かったのではないでしょうか。新型コロナウイルス感染症から回復する患者がいる一方でお亡くなりになる患者も一定数いました。自施設では終末期の患者に限り、家族がPPE装着のもと直接面会ができる体制を整えました。患者が入院し家族との面会ができず、ようやくできた念願の面会が終末期ではそれまでの経過が理解できずに死を受け入れる準備が困難です。

1 ガラス越しの面会

終末期になってからの面会よりもより早い段階でガラス越しにでも面会できていれば、

病状の把握ができ精神的な負担が軽減できた家族もいたかもしれません。新生児が出生直後、ガラス越しに面会ができるように、感染症患者もガラス越しに面会のできるスペースの工夫があれば理想的だと思います。

2 プロジェクター・スピーカー内蔵シーリングライト

天井に直接装着することができるプロジェクター・スピーカー内蔵シーリングライトでAladdin X2 Plusという商品が市販されています(図2)。これは高性能プロジェクターと高音質スピーカーを搭載した照明器具です。テレビや映画、ゲームを大画面で体験できる家庭用のプロジェクターで、近未来この機能が進化して病室で使用できればさまざまな可能性が広がると思います。プロジェクターでX線画像を患者や家族と供覧し、その場で病状説明をすることも可能です。また昼夜逆転予防に患者の好きな映像を見てもらうことや、大画面で家族とオンライン面会を行うこともできるようになれば、実際に面会しているような気分になるかもしれません。

⊖ 感染対策

病床を除菌する方法として紫外線照射装置があります。主に新型コロナウイルス感染症の疑い患者の病床で利用していました。紫外線照射装置により清掃に要する時間が大幅に短縮されました。

この装置はコロナウイルスだけではなく、ＭＲＳＡやインフルエンザウイルス、ノロウイルスなど多様なウイルスの除去にも効果的です。病床のみではなく、手術室やカテーテル室など日常的な清掃だけでは除去することが難しい環境表面に照射できるように設計の段階から設置を検討するべきだと考えます。

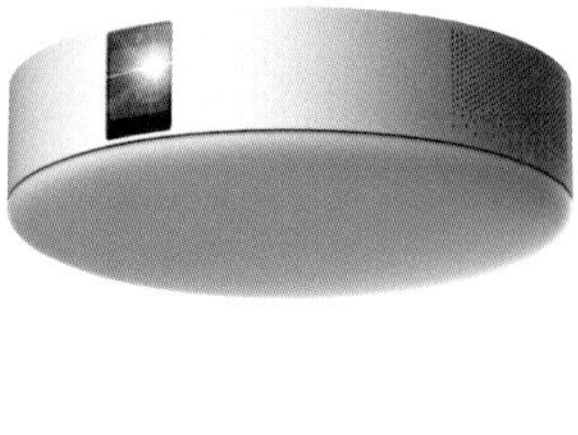

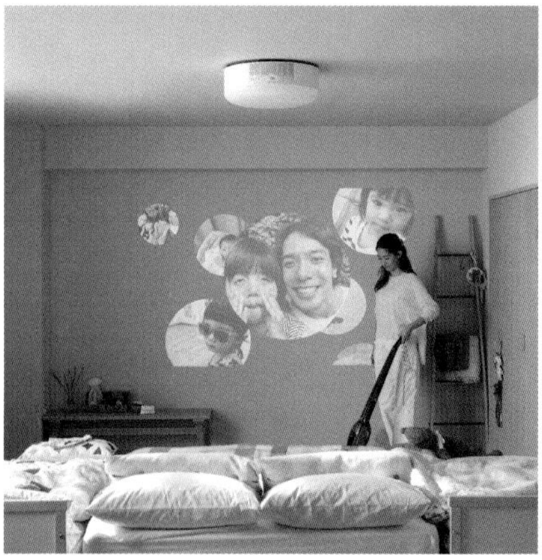

Aladdin X2 Plus（アラジン エックスツー プラス）
・大画面で豊富なコンテンツを視聴できる照明一体型3in1 プロジェクターである。

図2 プロジェクター・スピーカー内蔵シーリングライト　　写真提供：Aladdin X株式会社

㊀ その他

1 エレベータ

搬送用エレベータにはやや大型の高規格ベッドの搬入、両ベッドサイドと頭・足側に計4名の搬送者が同時に入れるスペース、人工呼吸器やIABP/PCPSなどの補助循環装置、輸液・シリンジポンプスタンドなどが同時に搬入できるスペースが必要です。

2 廊下

搬送用エレベータ同様にベッドや搬送者、医療機器などがスムーズに搬送できる廊下幅は2.4m以上であることが望ましいと考えます。ICU患者の入退室は昼夜問わず日々頻繁に行われます。1か所の出入り口で入退室が重なると入退室時間の調整が必要になる場合があります。また、お亡くなりになった患者を霊安室に搬送するルートも入室とは別のルートがあると入室者と重ならずに済みます。患者や家族専用の出入り口とは別に従業員専用の出入り口があると薬剤や医療器材、ゴミなどの搬入がよりスムーズにできると考えます。

3 ベランダの設置

多くのICUが病室から外へつながる窓はあると思いますが、ベッドや車椅子で直接外に出られるベランダがある施設は少ないと思います。患者目線で考えた場合、外の空気に触れることがもしかしたら闘病意欲につながるという患者もいるかもしれません。また、せん妄となった患者を外の環境に触れさせることができれば何かしらのよい影響があるかもしれません。

執筆後記

鉄筋コンクリートの耐容年数は50～60年と言われています。50年後の医療は大きく変化することでしょう。ハイブリッド手術室がその代表だと思います。病院はその時代や状況に応じて常に変化できることが大切だと思います。構造上建設された壁や柱を移動することはできませんが、レイアウトや用途を自由に変更することができれば可能性が広がります。変化することで患者のニーズに合った医療を提供し「選ばれる病院」になるのではないでしょうか。また、患者や職員にとって過ごしやすい環境が医療のサステナブル化にもつながるのではないかと思います。

引用・参考文献
1）一般社団法人 日本集中治療医学会 集中治療部設置基準検討委員会：集中治療部設置のための指針－2002年3月－. https://www.jsicm.org/publication/ICU-kijun.html（閲覧日：2022年2月）
2）厚生労働省 医療安全対策検討会議 集中治療室（ICU）における安全管理指針検討作業部会：集中治療室（ICU）における安全管理について（報告書）. https://www.mhlw.go.jp/topics/bukyoku/isei/i-anzen/hourei/dl/070330-5.pdf（閲覧日：2022年2月）

現場スタッフの導線と患者目線を考慮したICU空間を

戎　初代
東京西徳洲会病院 集中ケア認定看護師

Summary

ICU空間を最善に作り込むには、そこで働く人たちの行動パターンを知っている必要があります。現場がどのように動いているのか、時間経過とともにどのような空間的調整が必要になるのか、それをイメージできる者の意見が入って作られることが重要だと考えます。空間を作る側は、自分の作る環境が命に影響する場所であることの責任をもって作ってもらいたいと思います。

Point

- □ 現場を知らない者だけで図面を考えない。
- □ ケアの一連で必要になる物・場所へのアクセスが容易である。
- □ 可能な限り一部屋の中で完結できる。
- □ 看護スタッフが、可能な限りベッドサイドを離れることのない造りにする。
- □ 理想的な空間を作るには、ソフト面のシステム化も必要である。

はじめに

ICUという環境は、病院によってさまざまです。とても機能的に（患者とスタッフの導線を考えて）作られたと思えない環境もあります。最新のICU環境を知っていること、現場で働く者の導線と患者目線を考慮して作ることが重要です。現場で働く者たちのため、患者のために作られている環境であることをICU設置基準に加えてもらえれば、ただ箱物を作ればよいと考えている経営陣の無謀なICU設置は減るのではないでしょうか。

㊀ 病室(個室、大部屋など)、病床(有床数)、面積(広さ)関連(図1)

個人的には、ICUベッド数は6〜8床が管理しやすく、全室個室であることがよいと考えます。室内面積は、それぞれの部屋に医療機器のフル装備(人工呼吸器、ECMO、IABP、CRRT)ができる十分な面積であることを望みます。

個室である利点は、個室内のアメニティと設備を充足させることができれば、個室

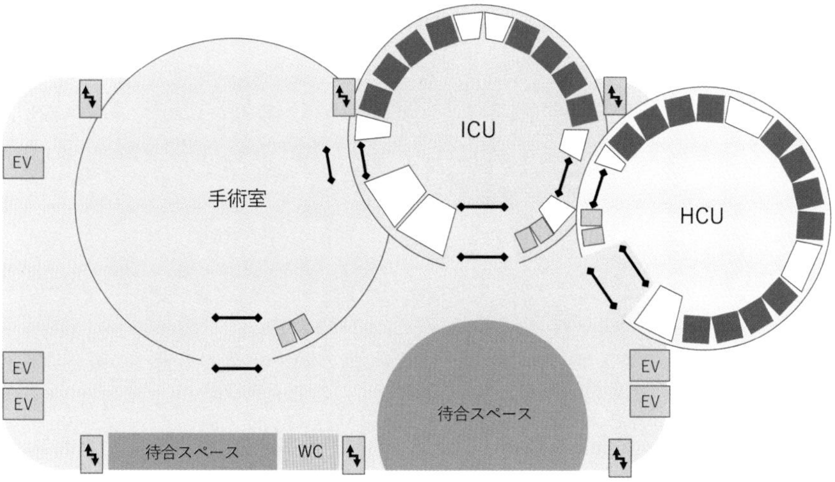

● ICUとその周辺(手術室、HCUなど)のイメージ

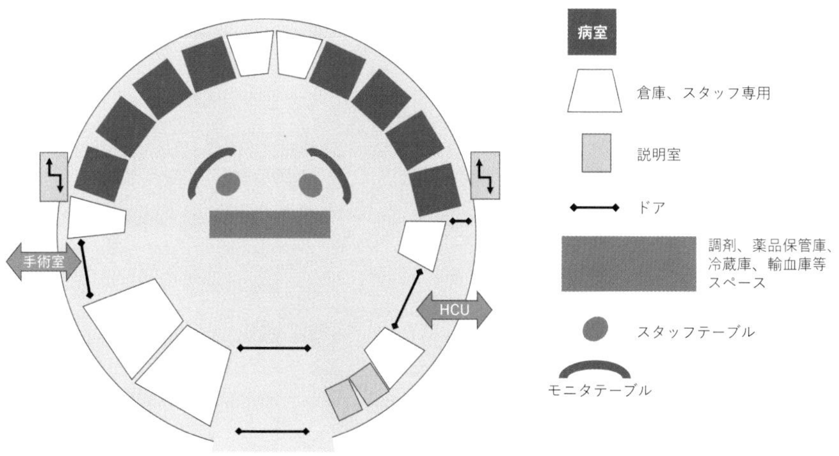

● ICUの病室やスタッフステーションのイメージ

図1 ICUとその周辺のイメージ

完結型で一番導線を短くすることができ、感染管理やプライバシーに配慮しやすいところです。

病床数6～8床が望ましい理由は、スタッフステーションからのアクセスが、どの部屋へも同じ程度に配置しやすいことから、重症度に合わせて部屋を換えなくてはならない事象が生じにくいことです。

個室内の十分な面積は、医療機器使用による配線問題や医療安全の観点からも必須となります。個室面積があまりにも広すぎる場合には、ケア導線に影響する可能性もあるため、広すぎるというのも問題です。個人的には、患者が医療機器をフル装備しても、もう1台ベッドを横に入れられるスペースであることが理想的と考えています。万が一、ベッド故障が生じた場合にベッド交換が必要になることをイメージしてのスペースです。

上記の条件で、全体像としてのICU病床に使用される面積(倉庫など含まず)は、以下のようになります。私がイメージする病床面積以外のスタッフ導線に関わるICU内すべての空間を、ざっくりと数字で示します。

【ICU病床に使用される面積(倉庫など含まず)】

❶ICU室内面積：
最低30m^2(奥行き 5m×幅6m)
- 高機能ベッドサイズ：
全幅105cm、全長240cm
- 医療機器設置および作業空間にベッド周辺100cm

❷ICU病床のみ占有面積
6床：最低 180m^2、8床：最低240m^2
(幅41m、62m 個室側面壁含む)

部屋の配置はスタッフステーションから放射線状(扇状)に位置しているのが、それぞれの部屋にアクセスしやすいと考えます。個室の場合、隣の患者への導線が長くなるイメージがあります。そのため、隣り合う壁には窓もしくは一部開放式の壁となっていることも、患者の安全管理上必要ではないかと考えます。

⊖ スタッフ(ワークステーションなど)関連 (図1)

古典的には、病床とスタッフステーションの間には必ずカウンターというものが存在するイメージがあります。カウンターは有線のモニタとパソコン設置に必要です。スタッフステーションは基本的に清潔エリアになるため、ケアに使用する物品を保管する冷蔵庫や保温庫、ケア用倉庫があるのが望ましいでしょう。

⊖ 機材室、倉庫、調剤室関連 (図1)

機材室、倉庫は、ベッドサイドへすぐに出せるようにベッド側のフロアへ設置します。調剤室はスタッフステーション側の清潔エリアへ設置します。病床数が多すぎると、これら共有スペースからの導線が長くなってしまうため、その点においても病床数は6～8床がベストと考えます。

㊂ 家族関連（図2、3）

ご家族の面会導線に関しては、スタッフ導線とは異なっている構造も経験しました。利点としては、スタッフステーション内に設置してある医療機器や医薬品類の盗難などの心配はなくなり、他患者のプライバシーは守りやすいことで、理想的ではあります。ただ、面会導線をスタッフ導線と分け、かつ患者の部屋の自然採光を保とうとするのは、設計上かなり工夫をしなくてはなりません。建築設計上、このような造りが可能なら、家族導線を維持しつつ患者の部屋の自然採光を維持するイメージを提示します（図2、3）。

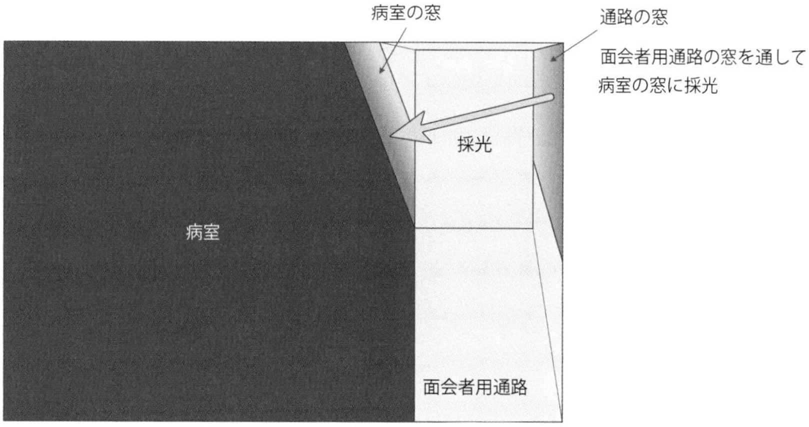

図2 家族の面会導線のイメージ ①

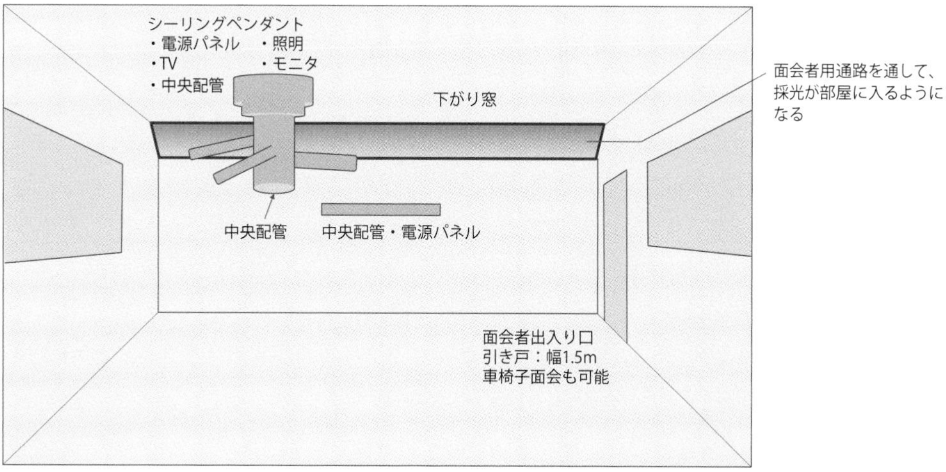

図3 家族の面会導線のイメージ ②

㊀ その他

その他のポイントを以下に示します。

- 1部屋につき1つの電子カルテは必須である。
- 各部屋の中で完結できる(感染管理上も外に出さない)ために、個室内の上水道と下水道の設置、アメニティ補充システムが必要である(図4)。
- カーテンの使用は清掃面や清潔面から考えて極力避け、瞬間調光ガラスを使用する。
- 部屋の入り口の広さをフレキシブルにできるよう、ドアと引き戸を組み合わせる(図5)。
- 中央配管や電源の個数、配置は、どんな医療機器を取り付けるかをイメージして設置する。

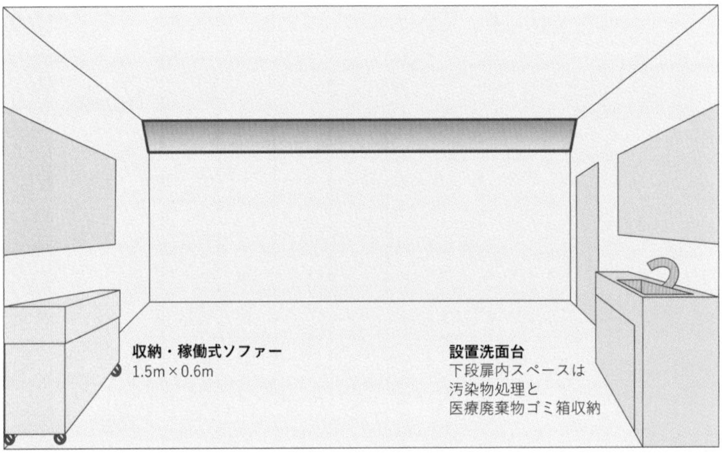

図4 個室内に上水道・下水道、アメニティ補充システムの設置

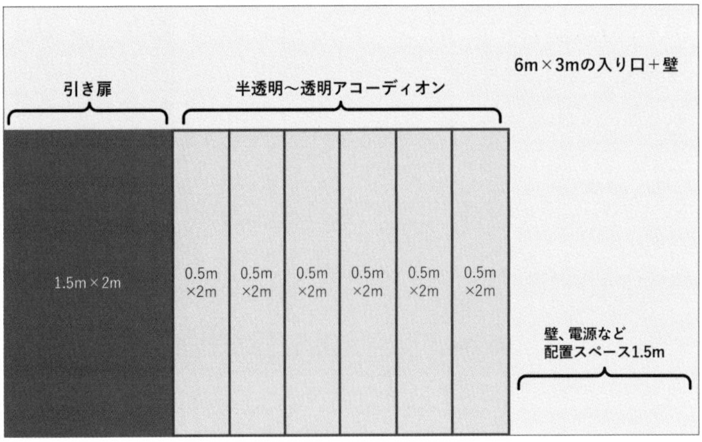

引き扉と半透明アコーディオンを全部オープンすると、幅4.5mの部屋入り口となる。

ICUベッド幅110cmとすると、両ベッドサイドに1名ずつスタッフが配置した状態でも、スムーズに病室からの出入りが可能

図5 ドアと引き戸を組み合わせて入り口の広さをフレキシブルに

⑥ おわりに

理想的な空間は、設計だけで満たされるわけではありません。ハード面だけでなくソフト面(システム含む)の調整も必要です。最初が肝心で、追加工事のないようにしたいものです。今回は、個人的な理想像としてのICU空間を図面化してみました。

執筆後記

理想的な空間をイメージし出したらキリがありません。予算ももちろん考える必要があります。そこに働く人たちが働きやすい環境は患者の直接ケアに影響してくると考えれば、未来への先行投資だと考えられます。良い環境でずっと働きたいという労働者心理を満たすだけでなく、その空間を活かすことのできるスタッフの確保から医療の質は担保していけるのだと思います。最初に多額の予算をかけて働きやすい環境を作ることは、将来の医療の質を維持していく理想にも影響してくるのだと思います。

医療現場の建設設計に関わる方々には、その空間でどのようなことが日々行われているのか、空間がどのようなことに影響しているのかを、実際の現場を見て学習しつつ造り上げてほしいと心から望みます。そうすれば、部屋にベッドが入らなかったという明らかな設計ミスは起こらないのだと思います。

ICUにおける「療養しやすい環境」とは

横山俊樹
公立陶生病院 呼吸器・アレルギー疾患内科 救急部集中治療室

Summary

集中治療室における環境をどのようにすべきか、「治療しやすい環境」と「療養しやすい環境」の2面から考察する必要があります。とくに療養しやすい環境としては、患者にとっての癒しや現実世界や日常記憶を取り戻すための環境を意識することが重要ではないかと考えます。

Point

- □ 彩色やデザインなど、患者を癒す環境づくりを意識する。
- □ 写真や手紙など、患者の記憶に寄り添う環境づくりを意識する。
- □ 昼夜や春夏秋冬など、患者が現実世界とつながる環境づくりを意識する。

はじめに

集中治療室とは何でしょうか？ 日本集中治療医学会のホームページの記載では、そもそも集中治療とは、「生命の危機に瀕した重症患者を、24時間を通じた濃密な観察のもとに、先進医療技術を駆使して集中的に治療する」こと、そして集中治療室（ICU）とは、その集中治療のために濃密な診療体制とモニタリング用機器、また生命維持装置などの高度の診療機器を整備した診療空間、とされています[1)]。

ある一定以上の高度機能を有する総合病院においては、さまざまな重症患者が存在しており、これらの患者たちは高度の治療を要しますが、必ずしも治療は手術室や処置室のみでは完遂できません。さまざまな人工臓器や特殊薬剤を用いることで24時間ずっと治療継続やモニタリングが必要となるでしょう。そういった患者たちがいるための病室には高度な治療・モニタリングが常時使用できる環境が必要となります。当然一般の患者より病室は広くあるべきで、場合によっては病室として区切られたものではなく、オープンスペースとしてどこからでも観察できる環境が好まれるでしょう。フロアにいる多数の医療者から見える位置に患者が配置されているというのは、高度治療を行うに当たって有利な面はあるでしょう。

ただし、患者目線で考えると必ずしもこ

のような環境は快適なものではありません。プライバシーの観点から考えると不特定多数の医療者に療養環境がさらされているというのは気分の良くないものでしょう。とくに重症の状態であればあるほど、より患者にとって安心できる環境下での療養が望ましいはずです。であれば、できる限りさらされる視線の数は少ないほうが良いに決まっています。

というわけで、集中治療室の環境は医療者側にとって「治療しやすい環境」としての面と、患者側にとって「療養しやすい環境」としての面の双方に配慮する必要があるでしょう。ただし、そのいずれをよりbetterと考えるかについては個々の施設や管理者の考え方によって変わってきます。さらにいえば、その集中治療室で診療を行う患者状態や疾患傾向によってもよりどちらが好ましいかを考えていくべきでしょう。今回は、あえてICUにおいて「療養しやすい環境」の面から考えてみたいと思います。

㊀ 患者に配慮した環境作り

近年では、より患者側にとって療養しやすい環境に配慮する動きが多くなってきています。というよりは、かつては医療者側視点のみが重視されすぎていたため、患者目線の配分が相対的に増えてきている傾向があるといえましょう。しかしながら、いったん作り上げた施設を物理的に改造することは容易ではありません。われわれ集中治療室に勤務する医療者のできることとしては、「現在ある環境のなか」で、いかに患者にとって療養しやすい環境を作ることができるか、が重要と考えます。

集中治療室において療養される患者の多くは必ずしも正常な意識状態ではないことが多いです。人工呼吸器を装着しているような患者ではある程度以上の鎮静を行われるのが一般的であり、状態によっては筋弛緩薬も含む深鎮静がなされ、まったくの不動化された状態で維持されることも少なくありません。しかし、こういった病態でこそ患者のための療養環境作りは必要となります。

では、具体的にどのような環境を作るべきでしょうか？ 今からでも変えることができる集中治療室の環境を考えていきたいと思います。

1 患者にとって肉体的・精神的に優しい療養環境

集中治療室という環境は、きわめて無機質な環境であることが多いです。高度治療の継続を第一に重視した環境においては彩色やデザインはそもそも必要ではないかもしれません。治療を行う医療者の集中力を高めるためには、よりシンプルなデザインのほうがいいのかもしれません。しかしこれは患者にとって快適な療養環境とはいえないかもしれません。とくに意識障害を伴う患者にとってはより良くない環境です。まったく刺激のない無機質な環境は意識を取り戻すきっかけもありません。想像してみてください、ぼんやり目を開けたときにただ白い壁のみがある環境を。果たして自分がどこにいるかすぐに理解できるでしょうか。

また、問題は視覚の点だけではありません。聴覚の点から考えていくと、集中治療室において使用されるさまざまな医療機器は無機質な雑音を伴うことが多いです。代表はモニタ音やアラーム音ですが、人工呼吸器や人工心肺などさまざまな生命維持装置も比較的大きな雑音を伴っています。近年ではせん妄予防のために耳栓を使用することの有用性の報告もされています[2]。また、さらに一部においては音楽療法を行うことは患者の疼痛緩和[3]や鎮静管理の軽減[4]にも有効とするものもあります。ただし、そんなに難しい話ではなくもっと単純に快適な環境作りを意識することを考えたいです(**表1**)。

2 患者の記憶に寄り添う療養環境

集中治療室の環境はきわめて無機質なものであることが多いです。さまざまな生命維持装置を運用する必要性があることから、どうしてもやむを得ない部分はありますが、改善の余地が大きい点です。そこで考えておきたい点として、患者の日常生活により近づけていくことを挙げたいと思います(**表2**)。具体的には患者や家族の写真や家族からの手紙、音声、動画などさまざまなものが考えられます。意識のある患者にとっては治療に前向きになるきっかけになるかもしれません。

さらに、集中治療室にある患者ではせん妄を含むさまざまな意識障害を合併することがまれではありません。さまざまなケースがありますが、なかでもせん妄は罹患した患者やその親族を動揺させ、アウトカムの悪化に関連しており、ICU入室期間や入院期間とコストをより増加させるなど、短期的・長期的に大きな影響があります[5]。こういった患者に対する介入の1つとしても記憶を刺激する環境、というのは重要な点でしょう。

また、さらに追加として、患者が日常に使用していたものを集中治療室においても用いることができるとベストかもしれません。一般的には、患者は日常の療養環境で用いていたものを集中治療室に持ち込むことはほとんどできないのが現実かもしれません。もちろん感染対策や清潔管理など、さまざまなハードルはありますのですべてを持ち込むことはできませんが、可能なものはあるでしょう。皆さんは想像できますでしょうか。ご自身の枕、毛布、タオルケット、パジャマなどすべて取り上げられ、無機質なものに包まれてしまったとしたら、気持ち良く眠れるでしょうか？ 可能な範囲で良いので何か1つでも持ち込めるといいのでは、と思いませんか？

3 現実世界とつながる療養環境

患者にとって集中治療室にいる時間は必ずしもリアルに感じられないものとなります。実際、治療のためには24時間を徹しての管理が必要となる場合もありますし、昼夜の区

視覚に訴える	・暖色系、パステルカラーなどを用いた色の配置 ・患者個々に合わせた張り紙、イラスト ・患者の体位や視線に合わせた機器の配置
聴覚に訴える	・必要ないモニタ音やアラーム音の消去・調整 ・環境音楽の使用
嗅覚に訴える	・異臭の除去 ・消臭の徹底 ・アロマテラピー、入浴剤など癒しの匂い

表1 患者を癒す環境作りの可能性

別もありません。また気温は年間を通じて適切に保たれ、快適な環境であるとはいえますが一方で季節感などはまったくありません。

われわれ現代人は常に生活に文化的な面を求めます。朝日を見れば1日の始まりを感じ、晴れた空を見ることで晴れやかとも眩しいとも感じます。夕焼けには1日の終わりを感じ、澄んだ夜空には静かな気持ちになるでしょう。春夏秋冬、朝昼晩、さまざまな時間の中を感覚として生きていることでより自分が文化的に生きていることを感じることができます。集中治療室の患者は環境からの心地良い感覚を得ることがきわめて困難です。

しかし、そういった集中治療室においても昼夜の区別や季節感をきちんと出していくことは患者にとって現実世界ときちんとつながる重要な環境となります。

1 昼夜の区別

日内変動はきわめて重要なリズムです。ICU患者において夜間のアイマスクの使用は睡眠状況の改善に有用とする報告もあります[2)]が、これももっと簡単に考えていただいて結構です。

当然ですが、夜間に明かりがついている環境で十分に眠れる方は少ないと思います。室内の照度を十分考慮し、夜間の療養環境を整えることが重要です。また逆に日中はしっかりと照度を高くした部屋の調整が必要です。もちろん可能な施設であれば窓の外を見ることができるようなベッド位置の調整や視界の確保がよいでしょう。さらに可能ならば、聴覚の面でも日内変動の演出がより良い環境を作れる可能性があります。具体的には音楽ですが、朝には朝らしい音楽を、日中には日中らしい、夕方や夜にはそれらしい音楽を室内で流すことは良い演出となる可能性があるでしょう。

2 春夏秋冬の区別

患者の五感を刺激する季節感は、多くの場合、快適な感情を患者にもたらします。また、より日常生活や現実世界を意識することは患者にとって重要なものとなるでしょう。集中治療室とはいえ、いえ、だからこそ季節感を意識した飾りつけを行うことは重要です。皆さんもクリスマスの街の音楽でテンションが上がったことはありませんか？ 当院における季節ごとの集中治療室の飾りつけを図1に示します。

視覚に訴える	・患者や家族の写真 ・患者や家族の動画 ・家族からの手紙 ・応援メッセージ ・ペットなど患者が大事にしているものの写真
聴覚に訴える	・患者本人の音楽デバイス（CD、プレイリストなど） ・家族や友人からの音声メッセージ ・患者本人の動画、映画、テレビプログラムなど
嗅覚に訴える	・患者本人の療養環境にあるもの （枕、タオルケット、ぬいぐるみなど）

表2 患者の記憶に寄り添う環境作りの可能性

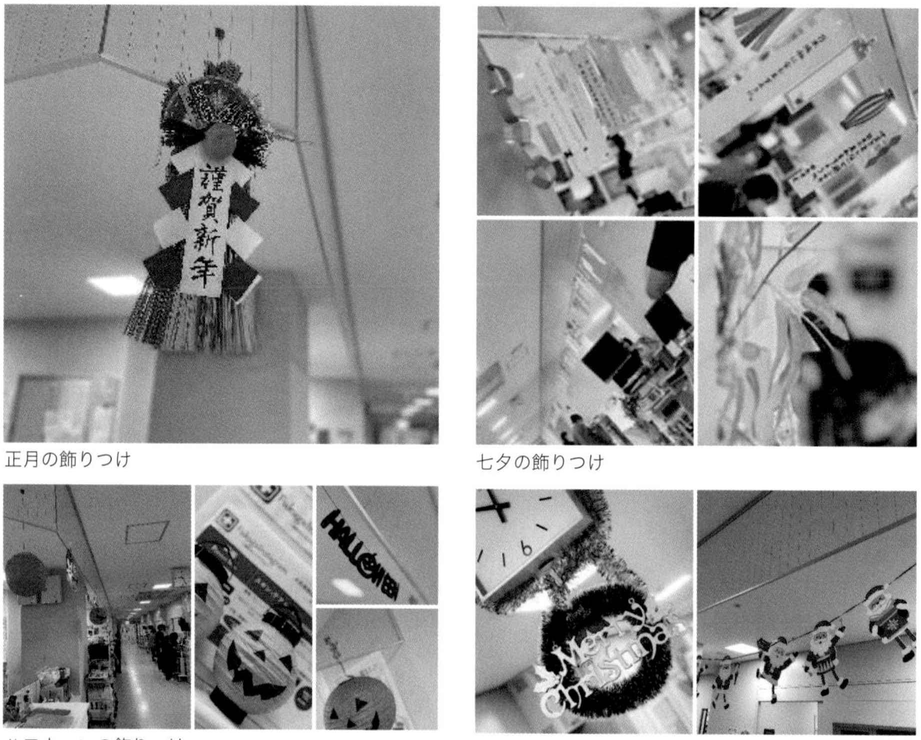

正月の飾りつけ　七夕の飾りつけ

ハロウィンの飾りつけ　クリスマスの飾りつけ

図1 当院における季節ごとの集中治療室の飾りつけ

おわりに

集中治療室における環境についてソフト面からまとめた概説をさせていただきました。筆者の個人的な想いが強すぎるかもしれませんが、集中治療室にあっても「患者にとって快適な」環境作りは重要と考えます。なかでも「患者の癒しになるような環境」「患者の日常記憶に寄り添う環境」「本来の現実世界により近い環境」などを意識することは重要ではないかと考えます。

執筆後記

どのような環境とするのか、多分に感覚的なテーマで記載させていただきました。個人的な感覚から執筆した内容が多く、決して一般化できるものではないと思いますが、集中治療という特殊な環境を整備するにあたって一考していただけたらと考えます。

引用・参考文献

1) 一般社団法人 日本集中治療医学会ホームページ．https://www.jsicm.org/public/intensivist.html（閲覧日：2022年4月）
2) Hu RF, Jiang XY, Chen J, et al : Non-pharmacological interventions for sleep promotion in the intensive care unit. Cochrane Database Syst Rev, 2015 (10), 2015.
3) Chan MF : Effects of music on patients undergoing a C-clamp procedure after percutaneous coronary interventions : a randomized controlled trial. Heart Lung, 36 (6) : 431-439, 2007.
4) Chlan LL, Weinert CR, Heiderscheit A, et al : Effects of patient-directed music intervention on anxiety and sedative exposure in critically ill patients receiving mechanical ventilatory support : a randomized clinical trial. JAMA, 309 (22) : 2335-2344, 2013.
5) Slooter AJ, Van De Leur RR, Zaal IJ : Delirium in critically ill patients, Handb Clin Neurol, 141 : 449-466, 2017.

ICU環境に求める4つのキーワード
～プライバシー確保・清潔・視認性・アクセシビリティ～

大村和也
国際医療福祉大学成田病院 集中治療科 副部長

Summary

自分が勤務しているICU環境に満足しているか？と聞かれたら、答えは「No」です。希望を挙げればきりがありませんが、どこかあきらめ、今ある環境の中で少しでも働きやすくするように運用面でカバーしています。しかし、医療者の職種や置かれている立場によっても求めるものは変わるでしょうし、医療者と患者・家族ではまた異なるでしょう。

ICUに関わるすべての人が100%満足できる環境を作るのは、不可能に近いです。そのため、必ず押さえておかなければならない要素をまずピックアップするべきと考えます。私がICUに求めるキーワードは、**プライバシー確保・清潔・視認性・アクセシビリティ**の4つです。実際にどのようにICUを運用していきたいかをベースに、理想のICUの形を考えてみました。

Point

- □ 視点が変われば、理想のICUの形は変化する。果たして、ICUは誰のために作るべきなのだろうか？
- □ 「プライバシー確保」「清潔」「視認性」「アクセシビリティ」、当たり前のように聞こえる項目だが、これらを十分満足させられる施設を追求する必要があると考える。
- □ ICU環境と運用システムは表裏一体。実際の臨床現場でどのような運用をしたいかによって、目指すべきICUの形は異なる。

はじめに

国際医療福祉大学成田病院ICUは2020年5月に開床したまだまだ新しいICUです。私は、ICU設計には関わっていませんでしたが、ハード面の選定のタイミングから参加し、開床の準備をしてきました。予算の問題などさまざまな障壁はあったものの、それなりによいものができたと思っていましたが、実際に働いてみると、「こうしておけばよかった」なんて思うこともありましたし、看護師から「使いづらい」とクレームを受けることも多々ありました。理想的なICU環境とはどういうものなのだろうか……。

具体的に考えていくなかで、まずはICU環境が誰のためのものなのかを考えてみました。最も優先されるのは、患者なのか、家族なのか、それとも医療者なのか……。もちろん順位付けできるものではありません。ただ、ICUに入院する患者にとって、ICUのベッド（部屋）は【患者自身の生活の場】であることは間違いありません。医療を提供する場であるのと同時に、患者の個のスペースであることを決して忘れてはいけないと思っています。

本項では、理想のICU環境を検討していくにあたって「患者の療養場所としてのICU環境」、「医療者の勤務場所としてのICU環境」、「病院におけるひとつの部署としてのICU環境」の3つの側面から考えていきたいと思います。

㊀ 患者の療養場所としてのICU環境

1 患者目線で考える理想のICU環境とは!?

ICUに入室する患者は、基本的には重症な病態であり、「痛い」「苦しい」など身体的・精神的に大きなストレスを伴います。さらに、慣れない入院環境は一層ストレスを増強させるのです。そういった状況下で、療養する場に求める条件とはどんなものなのでしょうか。

1 プライバシーが確保されている

ICUでは、看護師のケアや医師の診察、各種検査やリハビリテーションなど、多くの医療者が室内に入ってきます。治療上必要なことであるため、それ自体はとくに問題はありません。

ただ、その合間合間や、夜眠るときなど、誰にも邪魔されずにゆっくりできる患者だけの時間は必要ないだろうか。医療者のバタバタした喧噪から離れ、ゆっくりテレビを見たり、家族とコミュニケーションを取ったりしたいだろう。そういった意味で、やはり【個室】の環境がよいでしょう。そのうえで、【防音】や【目隠し】などの配慮もしてほしいです。部屋はあまり広すぎると孤独感を感じてしまうような気もするため、個人的には適度なサイズがよいです。

すべての患者が多くの医療機器を装着しているわけではないため、一般的な術後管理の場合では、特定集中治療室管理料1の算定条件である1床当たり20平方メートル以上は若干広すぎるような印象を持ちます。また、自分で自由に使えるものや安心できるものを手近に配置したい（例えば、ティッシュやテレビのリモコン、スマートフォン、家族の写真やいつも持ち歩いているものなど）。食事をしたりスマートフォンを置いたりするのに使用しているオーバーテーブルに、医療者がどんどん物を置いたり、勝手に私物をどかして自身の作業のために使ったりしている状況に対して、患者はせつない気持ちにならないだろうか。やはり、患者だけが使うエリアを確保してほしいです。

せん妄予防の効果も期待して配置する時計やカレンダーはどうだろうか。ICUに入室した場合、1日がとても長く感じてしまいそうなので、常に時計が見えていると「まだこんな時間か……」と思ってしまいそうです。個人的には見たいときに見られるくらいの程度でちょうどよいのではないだろうか。患者の性格や病状などに合わせて室内のレイアウトやインテリアを采配できるようなICUであると、なおよいと思います。

2 清潔が保たれている

室内の清潔を保つことは、生活するうえでは必須です。患者は自宅のように自分で掃除することはできないですし、ホテルのように毎日誰かが清掃してくれるわけでもありません。ただ、患者はできればホテルのように毎日きれいな状態を保っていることを願っているはずです。少なくても見える範囲内が散らかっているようでは、療養するうえでの不安が増すでしょう。

例えば、モニタの配線や電源ケーブルがぐちゃぐちゃに接続されていたらどう思いますか。検査から帰ってきてほっと一息ついたときに、そういったぐちゃぐちゃな部分が目に入ると気になってしまうのではないでしょうか。家族の目線で考えても同じでしょう。自分の大切な人が重篤な状態にあり、療養している部屋が汚かったら、それだけでも気分が沈んでしまうと思います。ただ、患者や家族からすると、「治療してもらっている立場」という弱者の立場に身を置いているため、あまり希望は言えないのが実情ではないでしょうか。

私たちが日々清潔を保つ努力をすることも重要ですが、設計段階でそういった要素まで加味して、整理整頓しやすい環境をあらかじめ作る必要があると考えます。

3 必要なときにはすぐに医療者が駆けつけてくれる

患者は、身体的な異変や精神的な不安を感じたときには、すぐさま医療者に駆けつけてもらいたいのが本音でしょう。室内はできるだけ静かな環境にしてもらいながらも、自身の訴えはすぐに室外の医療者に通じるような環境が理想的と考えます。

患者の訴えを届ける方法は、ナースコールだけで十分でしょうか。わざわざボタンを押さなくてもわかってもらえないだろうか。それくらい自分の状態をしっかり見ていてほしいと思うものです。もちろん、私たちは生体情報モニタを通して患者の状態を常にモニタリングしています。ただ、バイタルサインには表れない小さな変化をとらえてほしい。例えば、苦悶様の表情などの変化を察知して、「患者さんが痛がっています！」のようなメッセージを自動的に医療者に送ることができたらどうだろうか。

以上、3点について患者目線で考える理想のICU環境について考えてみました。少しわがままだと思うかもしれませんが、自分が患者ならわがままを言いたい。生きるか死ぬかの治療をしてもらっているのは十分理解していますし、感謝もしています。ただ、自分が生きている時間を少なからず充実したものにしたいですし、そういった充実した環境がより治療を頑張れるようになるのではないでしょうか。

2 集中治療医目線で考える理想のICUとは!?

私たち集中治療医に求められるものは、リアルタイムのモニタリングと有事の際の迅速な対応です。ベッドサイドモニタや人工呼吸器のグラフィック、患者の身体所見の変化などを見ながら、異変があった場合にすぐにアクションを起こす必要があります。そういった視点から考えると、ICUの環境には、視認性とアクセスのしやすさが重要だと考えます。

1 視認性のよさ

少ない人数の集中治療医が多くの重症患者を管理するうえで、やはりモニタリングのしやすさは欠かせません。その点から考えると、目が届く範囲のスペースにベッドが配置されているほうがよい、つまり医療スタッフが集まるスタッフステーションを中心に放射状に患者を配置するような【大部屋】が妥当と思います。「ナイトドクター」というテレビドラマに出てくる救急外来は、そんな作りになっていたと記憶しています。もちろん間仕切りはあっても構いませんが、個室のような閉鎖空間になってしまうと、室内の様子が見えなくなってしまうため、望ましくはないです。

一方で、視認性のよさとは、実際に見えなくても、患者の状態がしっかり把握できれば問題ないとも考えられます。ベッドサイドモニタや呼吸器のグラフィックなどをモニタリングルームに集約し、常に集中治療医がモニタリングできる遠隔ICUのようなシステムでも代用可能になるかもしれません。さらに、患者の表情や呼吸の変化などを監視カメラから感知し、アラートを投げかけてくれるようなシステムが構築できれば、常に患者のそばで見ている必要はなくなるため、個室であっても視認性の確保はできるでしょう。

2 アクセスのしやすさ

なんらかの異常を認めた際には、集中治療医はベッドサイドで評価･治療を行うため、すぐに患者のもとにたどり着ける必要があります。単純に距離が近いだけでなく、医療機器の搬入がしやすく、必要な処置を行いやすい環境でなければなりません。そのためには、入り口は広く、医療資材や機器のピックアップが手近で簡便であり、スムーズな処置が可能となる十分なスペースが必要になる。超音波検査を行おうとしても、ベッドを少し動かさなければいけなかったり、電源コードがたくさん床を這っていて機器を近くに配置できなかったり、そういった不便な経験もしてきました。そういった環境では、ICUとしての迅速性が薄れてしまいます。

図1は、ロンドンに設置されている地面に埋まっている公衆トイレのイメージイラストです[1]。普段は景観をよくするためや交通の妨げにならないようにするため地面の中に潜っていて、必要なときはリモコンを使って出てくるそうです。この技術を使えば、人

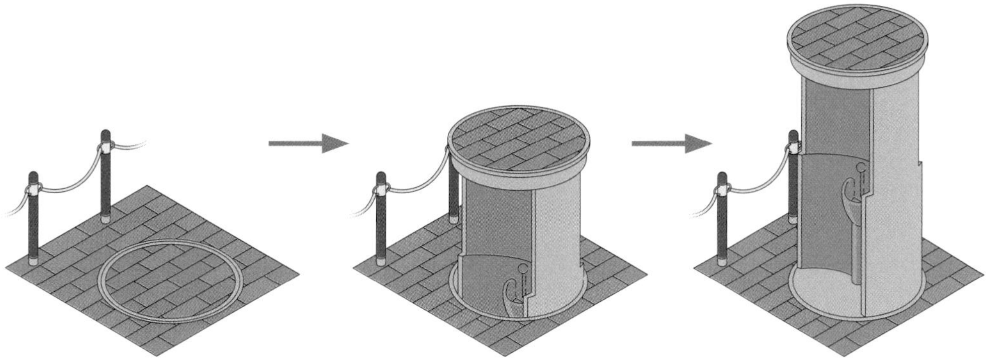

図1 地面に埋まっている公衆トイレ
普段は地面に潜っているが、必要なときはリモコンを使って出てくる。

工呼吸器や検査機器なども必要なときだけ出し、臨床工学技士や検査技師も階下で点検・整備が可能になるかもしれません。

3 患者と集中治療医の目線を合わせた理想のICUとは!?

私がイメージするICU環境をイラストにしてもらいました(図2)。

患者の療養する場はやはり個室がよいでしょう。大きな窓を配置し、外の景色が見えるようにします。そして、各種カメラなどで患者の状態をモニタリングし、中央に配置したステーション内で管理します。個室は療養するには適度なサイズとし、隣に患者に使用する医療機器や資材を配置するスペースを設け、必要に応じてこのスペースを開放して部屋を広げることができるようにします。そして、場合によっては、このスペースを家族が待機したり説明を受けたり、感染患者であればPPEの着脱をしたりするスペースとしても利用可能とします。個室内で出たごみや排泄物は室内のシューターを使って常にICU外に排出させるため、ごみ箱の配置も不要です。さらに、清掃ロボットや消毒ロボットが常にICU内を周遊し、清潔環境を維持したらどうでしょうか(図3)。

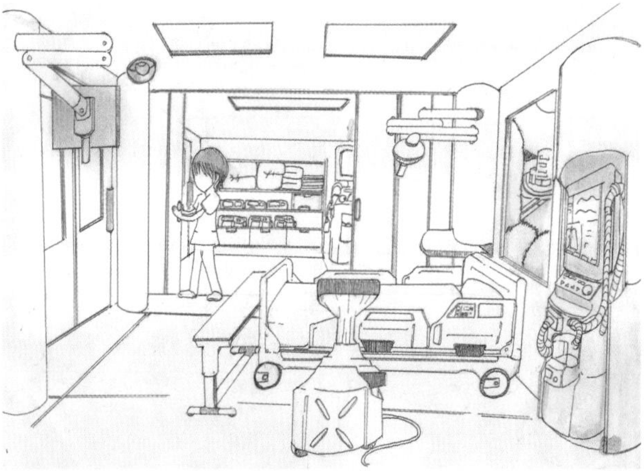

図2 私がイメージするICU環境(筆者が勤務するICU看護師・稲川氏作成)

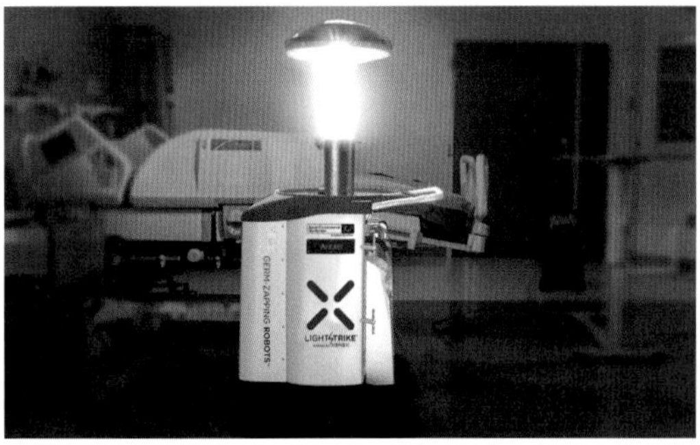

紫外線照射ロボット LightStrike™(ネックス・ディスインフェクションサービス社製、写真提供：テルモ株式会社)

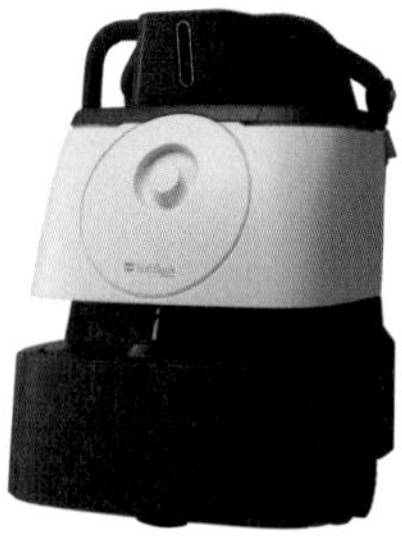

床清掃ロボット「Whiz i」
(写真提供：ソフトバンクロボティクス株式会社)

図3 紫外線照射ロボットと床清掃ロボット

㊀ 医療者の勤務場所としてのICU環境

私たちがICUで勤務するうえで重要になる点は、患者の部屋以外の要素が大きいと思われます。指示出しや記録などを行う電子カルテ端末の配置場所、つまりスタッフステーションのような医療者のみが作業をするスペースをどのように配置するのかは、私たちの勤務のクオリティに最も影響するでしょう。物品の管理場所、患者・家族への説明場所なども含め、私たちが働くうえで理想となるICUの形を模索していきたいです。

1 ICUにスタッフステーションは必要か？

多くの病院では、部署の中央にスタッフステーションが設置され、看護師や医師はステーションを中心に患者の療養スペースへ訪室する形が多く、ICUでも例外ではないでしょう。

スタッフステーションを作る場合、より重症な患者や注意すべき患者はできる限りステーションの近くで管理し、遠いところにはより軽症な患者を入室させるような運用が必要になってしまいます。しかし、ICUのようにいつどんな患者が入室して来るかわからない状況では、この運用がベストなのかは疑問に感じます。医療者からのアクセシビリティは患者がどの部屋に入室しても同等であるべきであり、その点から考えるとステーション型よりは、アイランド型のほうが優れているかもしれません(図4)。アイランド型であれば、医療従事者の配置を小さな区画に分け、それぞれが管理する個室を限定することで、視認性やアクセシビリティの面でもメリットが大きいと考えます。

しかし、一方で実際の運用面も合わせて検討しなければなりません。セントラルモニタの配置場所やリーダー看護師の立ち位置などを考える場合、やはりアイランドの中でも最も中心となる場所を決める必要が出てきます。また、自分のアイランドの患者だけを見ればよいような運用(例：看護師もチーム分けして、完全に分かれて勤務する)ができるのであればよいですが、現状のマンパワー

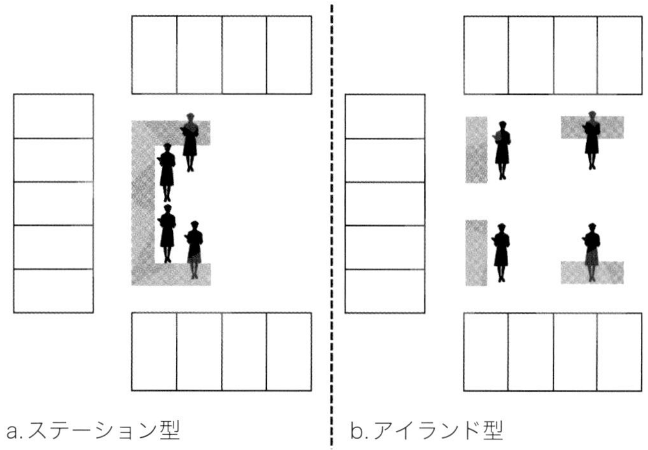

図4 ステーション型とアイランド型

では厳しいのが実情かもしれないです。

そして、電子カルテの取り合い問題も重要なポイントです。ICUでは主に看護師が記録するPC端末が1患者当たり1つずつ配置され、その他に誰でも使えるPCがステーション等に配置されていることが多いです。看護師が使っているPCを研修医や学生が使ってしまい看護師の業務に支障が出たり、夜勤入りの看護師が情報を取る際に電子カルテ端末が空いていなかったり、なんていうことは多々目にします。患者のそばでしかできない業務(リアルタイムの記録や緊急オーダーなど)とそうではない業務(情報収集や予定オーダー)では、作業する場所・作業するPCは別にしたほうがスムーズだと思われます。しかし、場所の問題・コスト問題など運用面には検討すべき点が多いため、これは永遠の課題かもしれません。

2 ICUで使用する機器や資材はどこに配置するべきか？

ICUには多くの医療機器の配備が必要になります。人工呼吸器やNPPV、High Flow Oxygen Therapyなどの酸素療法機器や体温管理関連機器、モニタリングデバイス、リハビリテーション関連機器など比較的大型なスペースを取る医療機器に加え、シリンジポンプやフットポンプなどの比較的小さい医療機器も含めると非常に数が多いです。そして、各種医療資材や生活必需品も配置しなければなりません。

ICUのベッド数が増えれば増えるほど、こういった機器や資材の必要数も増えるため、これらをどこに置くのか(患者の室内か、ICU内の機材庫か、ICU外のスペースか)も検討しておく必要があります。個人的には、ICU内には最小限配置し、できる限り中央管理をしてもらいたいです。そのためには、24時間365日いつでも使用した機器や資材をすぐに交換・補充してくれるシステムの構築が必要になり、医師や看護師以外の職種のサポートが欠かせないでしょう。

3 患者・家族への説明はどこで行うのが理想だろうか？

ときどき、ICU内の電子カルテ端末を使って、廊下やカウンター内で医師が家族に病状説明をしているところを目にすることがあります。

患者と面会してそのまま説明できるという簡便さはあるものの、プライバシー保護の問題に加えて、がやがやした環境の中で家族は集中して病状説明を聞けるでしょうか。医療者にとってもPCが使えなくなったり、病状説明の場に配慮しながら作業をしなければならなくなったりするため、どちらにとってもメリットは少ないでしょう。やはり、病状説明をする場は、静かでプライバシーに配慮できる個室がよいと考えます。しかし、説明室がICU外などあまりにベッドサイドから離れた場所になると、家族をどのように案内するのか、医師や看護師の業務の中断時間が長くなってしまう、などの課題があります。やはり、ICU内のできるだけ患者に近い場所でありつつ、内外の音が漏れないような防音機能の優れた説明用の個室を用意するのが理想的だと思います。

三 病院における1つの部署としてのICU環境

1 To ICU：ICUへのアクセス

ICU管理を要する患者をいかにスムーズに入室させられるか、その迅速性も非常に重要なポイントになります。物理的な距離だけでなく、エレベータを必要とするのか、段差はあるか、廊下の広さや曲がり角の回数、扉の数、他の患者や医療者とのすれ違いがあるのかどうか、など検討すべき課題は多々あります。

一般的に、ICUへの入室経路は、救急外来、手術室、一般病棟の3つが主になりますが、これらがすべてICUに隣接して配置されている施設はきっと日本全国どこにもないでしょう。だいたいエレベータを使う必要があるのではないでしょうか。そうであれば、搬送用のエレベータは独立して使用可能な動線を作るべきであり、その広さも十分なものにしておく必要があります。ECMOや人工心肺を装着した状態での移動が最も幅をとると思いますが、こういった患者が入室する可能性がある施設では特に設計段階から十分検討しておかなければ取り返しのつかないことになってしまいます。

セキュリティ面ではどうでしょうか。ICUに入室する際にセキュリティカードをピッとする必要がある施設もあると思います。しかし、セキュリティカードを忘れたり、手が離せずにカードを取り出せなかったりして、入室に手間取ってしまうことはありませんか？ セキュリティとアクセシビリティも両立できるような仕組みを考える必要があるでしょう。

2 From ICU：ICUからのアクセス

ICUで管理中の患者も検査や治療を目的にICU外に移動します。CT/MRI室、カテーテル検査室、透視室に内視鏡室など、こういった専門部門へのアクセシビリティも考えておかなければなりません。脳出血の患者を1日に何度も頭部CT検査に連れて行ったり、単純CT検査を撮影して戻ってきたらやっぱり造影も撮る、なんて言われもう一度CT室へ移動したりした経験がある人も少なくないでしょう。このようなとき、CT室がICU内にあればよいのに……と思いませんでしたか？ 私は常々思っています。ハイブリットERのように、ICU内にCTを配置し、必要なときに稼働させられるのであれば、重症な患者をわざわざ階を超えて移動させる必要もなくなりますし、搬送に伴うリスクを回避できるでしょう。また、できたらCT検査を行いたいけれど、搬送が難しいからと検査を諦めるようなこともなくなり、必要なCT検査を必要なタイミングで行うことが可能になると思います。

そして、もう1つ考えたいことが入浴設備です。一般的にICU内でも足浴や手浴、ポータブルシャワーは行われますが、入浴環境を整えている施設はあまり見たことがありません。しかし、最近の早期離床・早期リハビリテーションの流れで、人工呼吸管理中の患者も鎮静薬を使わず、活動度が上がっています。その中で、当院でも人工呼吸器装着患者がお風呂に入りたいという希望を訴えることがありました。当院の特殊入浴は、一般病棟の奥のほうに位置しているため、人工呼吸器を装着している患者をストレッチャーに移し替え、エレベータで階を上がり、他の患者が普通に歩いている一般病棟の廊下を通り、ようやく特殊入浴にたどり着きます。そして、入浴後なるべく冷えないようにしながら急いでその道を戻ってこなければなり

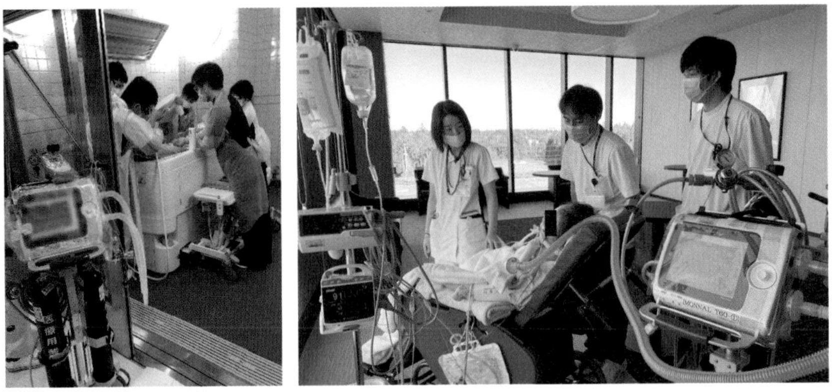

図5 人工呼吸器装着患者の入浴と散歩の様子

ません。搬送リスクもありますが、せっかく入浴できたのに冷えてしまったり、他の患者からの目を気にしなければならなかったりする状況は好ましくありません。

こういったニーズがどの程度あるかはわかりませんが、個人的にはICU内(もしくは近隣)にも浴室環境を整えておくことにはメリットがあると考えます。人工呼吸器付きでの散歩をすることも増えていますので、ICU内に外の景色が見える場所を作るなど、患者が休息・娯楽できるような部分も取り入れてはどうでしょうか(図5)。

3 In ICU：ICU内でのアクセス

ICU内でも他部署との関わりがあります。毎日3食の食事や栄養剤が運ばれてきますし、薬剤部からは毎日注射薬や内服薬が運ばれてきます。こういった常にICUに配置しているものではないが、一定の時間は置いておかなければならないものをどこに配置するか設計の段階で決まっていますか？

食事はカートに乗ったまま廊下に置いてあったり、大きな注射カートがステーション内を占領していたりするような光景も目にします。ときには、カウンターの上にそういったスペースが作られてしまい、業務に支障が出ることもあります。やはり病院全体の運用システムを把握したうえで、あらかじめICU内にスペースや動線を確保するべきでしょう。

おわりに

今回、私が考える理想的なICU環境について考えました。患者の療養する場は、清潔でプライバシーが確保されたものでなければならず、医療者がしっかりモニタリングし、有事の際にはすぐに駆けつけることができる環境の構築が必要になります。そして、私たち医療者においては、業務を主にどこで行えば一番効率的になるのかをよく考え、PCや医療機器/資材の配置場所や説明室の位置などを検討していかなければなりません。しかし、どんなに理想的なICU環境を作り上げられたとしても、各施設のシステムやマンパワーに合ったものでなければ、ICU環境を最大限には活かせないでしょう。

【設計】と【実運用】は表裏一体であり、決して切り離しては考えられないのだと今回再認識しました。よりよいICU環境を作るにあたっては、ICUデザイナーに加え、実際に働く医療者や地域の住民なども交えて論議してみると、理想に近づくのではないでしょうか。

執筆後記

先日中古マンションを買い、入居前にリノベーションをしました。こんなおしゃれな空間がいいな、収納はこんな感じかな、壁紙は……なんていろいろ考え、完成したときにはめちゃめちゃ良い家ができあがって喜びました。でも、住んでみると、「やっぱりあぁしてれば良かったな」「子どもがいるからこれはいらなかったな」なんて思うことが多々あり……この原稿を書きながら、自分のリノベーションの失敗を思い出しました。

引用・参考文献

1）John Chow : The World's Most High-Tech Urinal. https://johnchow.com/the-worlds-most-high-tech-urinal/（閲覧日：2022年1月）

「ヒトが中心にある」ICUデザインが当たり前になる時代に

長谷川隆一
獨協医科大学埼玉医療センター 集中治療科
高井千尋
獨協医科大学埼玉医療センター 集中治療科

Summary

従来ICUは重症患者の救命を目指して医療者の視点(動線や作業環境、機器管理など)でデザインされましたが、患者の価値観の変化や長期的な予後へのニーズによりまったく新しいICUが求められています。

今後のICUのデザインには、①患者および家族の快適性、②患者及び医療者の両者を癒やす空間、③多職種チームの活動を支援する動線と機能、が盛り込まれるべきです。

新型コロナウイルス感染症拡大を経て、強力な感染対策を盛り込んだデザインも考慮されます。これには全室個室、換気システム、患者動線の分離、清掃方法に合わせた建具、デジタルリソースの利用促進、などが含まれます。

ICUのみならず病院全体のデザインを「ヒトを中心に」見直す時期に来ています。

Point

- □ ICUのゴールは救命だけではない。ヒトに合わせた設計や体制づくりが課題となっている。
- □ 新たに注目すべき点として、多職種チームの円滑な活動や家族の満足度への配慮、また自然環境による癒しの効果などがある。
- □ COVID-19を経験した今、感染予防の動線のコントロールなども必須の課題である。

はじめに

従来からICUは病院の中で異質な療養環境であることが指摘されています[1)]。医療者も勤務経験がなければほとんど馴染みがないのが通常でしょう。私も初めてICUを見学したとき鎮静された患者がモニタや医療機器に囲まれて並び、特別な感覚と自分が触れてはいけないという疎外感を覚えました。加えて生体モニタからの電子音があちこちのベッドサイドから発せられ、せき立てられるような雰囲気がありました。

今ではICUの環境にもすっかり慣れ違和感を持つことが難しいくらいですが、今回そのICUの環境やデザインについて再考する機会をいただいたので、学術的な背景に自分の経験を織り交ぜながら未来に向けたICUのデザインについてまとめてみました。なお、厚生労働省が認める特定集中治療室管理料を得るための施設基準については制度上の問題であり、本項では触れません。

ICUの環境とデザイン

物理的な環境が人間の身体や精神に影響することは明らかで、その人間の行動や健康状態、未来までも変え得ると言っても過言ではないでしょう。とくに刺激の強い環境であるほど緊張やストレスを強いられ、大きな影響を及ぼすことは容易に想像できます。さらにその影響はそこで働く医療者や面会に訪れる家族にも及びます。近年、ICUの環境によるストレスが患者の予後に影響を与えるという知見は多数報告されています[2)]。

一方ICUの環境は建築や建材、照明、空調、医療機器などのデザインによって作り出された結果といえるので、ICUを新たに建築する、あるいは改築するときには患者や家族、医療者にとって良好なアウトカムを意識したデザインが取り入れられるべきでしょう。この場合のアウトカムとは、「ヒトに関わるすべて」であり患者の生命予後や退院時の生活レベルに加えて家族や医療者の満足度を高め不安を軽減することも含まれます。

加えてデザインには建築といったハードウェアのみでなく、広義には業務手順や人員配置といったソフトウェアも含まれます。近年のICUケアは多職種が参画することで以前より質も量も優れたものになっています。未来では新たな職種の参画やコメディカルスタッフの増員などに柔軟に対応する必要があります。そこに働くすべての職種が安全で快適に、そして最大限の能力を発揮できるような環境を実現するデザインでなければ受け入れられないでしょう。

従来のICUは主に重症患者に対する医療が滞りなく行えることを最優先して設計されていました。例えばカーテンで区切られただけのオープンフロアは患者の容態変化への速やかな対応やスタッフの動線を優先したベッド配置であるし、大掛かりなシーリングアームは電源やモニタへのアクセスを容易にし、電源コードや輸液ラインをまとめて感染対策や作業環境を改善する設備です。しかし近年、オープンフロアより個室のほうが患者の療養環境として優れるとする報告が散見され、またシーリングアームは視界に入ると患者の圧迫感や違和感を増長させると言われます。従来良かれと思われたデザインが必ずしも患者やスタッフの利益につながらないとすれば、人間らしさや快適さとワークフローや安全のバランスをどうするかが問題となります。

ゴールの変化を受けて

かつてICUのゴールは主として重症患者の救命であり、患者の意思決定やADLの回復、家族の心理的平穏などは(結果的に)後回しにされてきました。しかし近年、ICUを生存退室した患者のPost Intensive Care Syndrome (PICS) や、フレイル、ICU-Acquired Weakness、Post-Traumatic Stress Disorder (PTSD) などQOLや満足度に関わる問題がクローズアップされるようになり、社会のICUへの期待が変化しています。実際ARDS survivorの多くは治療後5年を経過しても身体機能が戻らないという報告がなされるなど[3]、全世界の集中治療医は大きなパラダイムシフトを感じています。

初めてのICUで私が感じた違和感も患者の管理状態によるものが大きかったように思います。気管挿管され鎮静薬で眠らされた患者を目にして不安を覚えたからに他なりません。日常的に鎮静管理が行われた結果、離床が遅れて容易にPICSやICU-AWが生じることに加え、高齢者ではICU入室前からフレイルを合併していることも多いのです。それらを回避するために「ABCDEFバンドル」[4]が提唱された結果、最近は患者の覚醒レベルが上がり運動療法が積極的に取り入れられるようになって家族も含めた長期予後の改善が新たな目標となりました。当然患者の感じる環境因子は大きくなり、患者が動くことを前提に環境を整備する必要が生じますが、古典的な設計のICUでは対応が難しいことも多く、多職種のマンパワーを投入してやっと対応しているのが現状です。

このようにICUのゴールが変化してきたことで求められる機能や役割が変化し、それに見合った新しい設計や体制づくりが課題となってきました。また従来の設計で作られたICUでABCDEFバンドルを遂行しようとすると、さまざまな制約が生じていることも否めません。施設基準や診療内容、医療機器のセッティングなどが優先されてきたこれまでのICUのデザインをまったく異なる次元で見直すタイミングに来ているのです。

ヒトが中心にあるICUデザイン

図1は私が勤務する2017年竣工のICUの見取り図です。ベッドのレイアウトは窓側に患者の頭部が来るように設置され、患者が窓の外の風景を伺うことはできません(**図2**)。壁の色も白を基調としておりLED照明と合わせて白みが強くなっています。オープンフロアは見通しに優れるものの、それぞれのベッドを仕切るのは移動式のパーテーションのみであり、音や匂い、人の動きなどはすぐに隣のベッドに伝わり、照明や空調をベッドごとに調整することは困難です。

画期的なのはICUの中に設けられた身障者用トイレ(**図3**)ですが、これまでのところICUの患者による使用実績はありません。今後はリハビリの一環としての使用を考えています。医療者の動線や患者の快適性、家族の安心感、多職種連携の向上などへの配慮も十分とは言えませんが、病床面積や医療設備など厚生労働省の施設基準は満たしており、わが国のICUとしては標準的な設計と言ってよいでしょう。

Rashidは米国集中治療医学会(SCCM)

および米国クリティカルケア看護師協会(AACN)からデザイン賞を受賞した19ユニットの特徴を紹介しました(**表1**)[5]。プラス評価項目はやはり新築、個室、患者の離床を助けるベッド、感染予防の手洗い設備などであり、患者視点、安全を優先した推奨項目に合致します。一方、マイナス評価項目としてはリフォーム、狭いスペース、患者家族のアメニティ不足といった従来型のデザインでした。ICUのオープンフロアの患者では個室の患者に比べてせん妄の発症率が4倍になるため[6]、今後は全室個室のICUがスタンダードになるでしょう。

わが国では厚生労働省の基準を補填するため、集中治療医学会から2002年に「集中治療部設置のための指針」が発信され、2022年3月に改訂されました[7]。ICUがその機能を十分発揮するための施設基準が示され、改訂版ではCOVID-19の感染拡大を反映しスタッフの配置や感染対策に加え、空気清浄

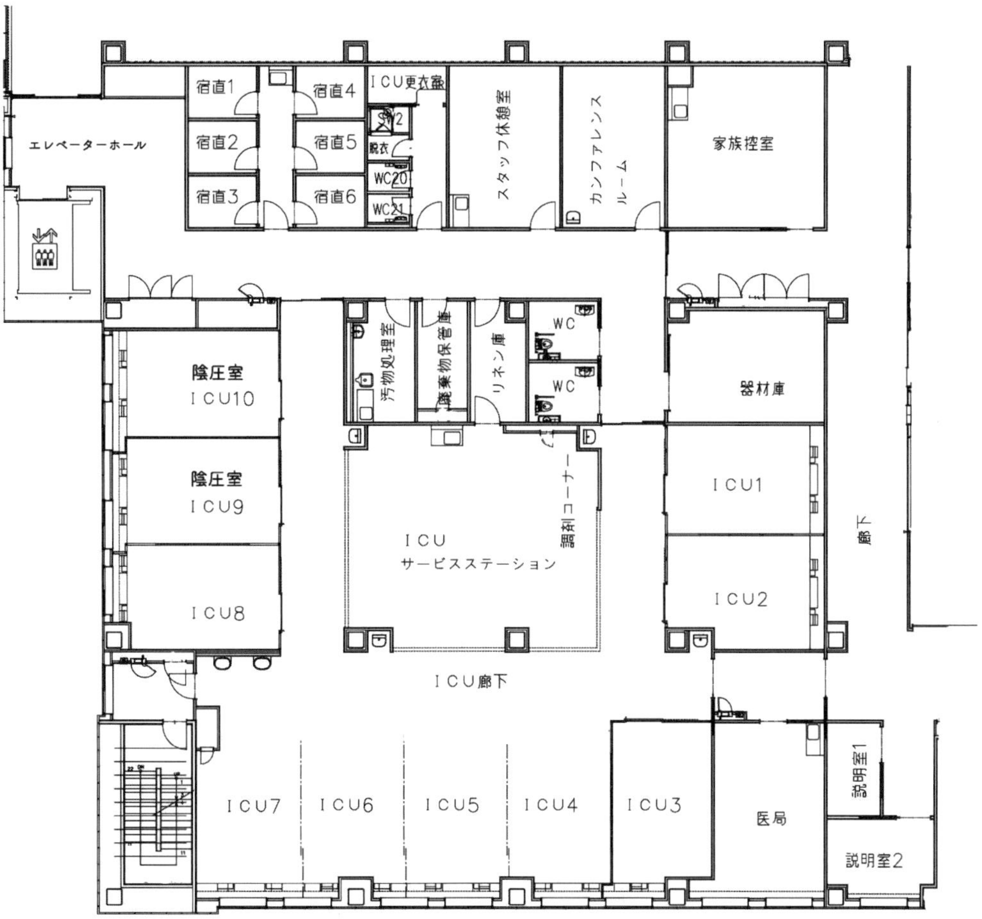

図1 獨協医科大学埼玉医療センターICUの平面図

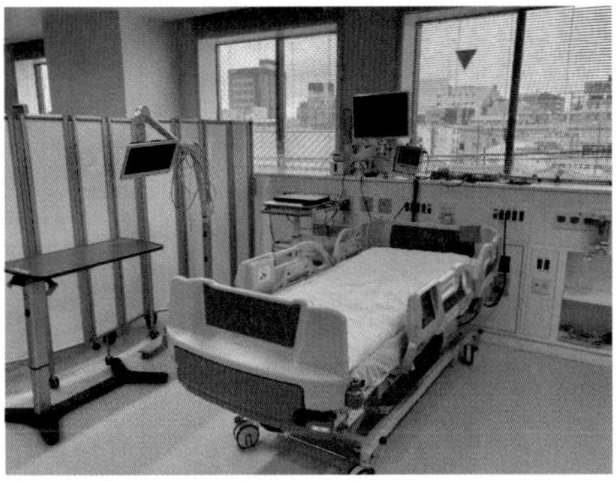

図2 オープンフロアのベッドレイアウト

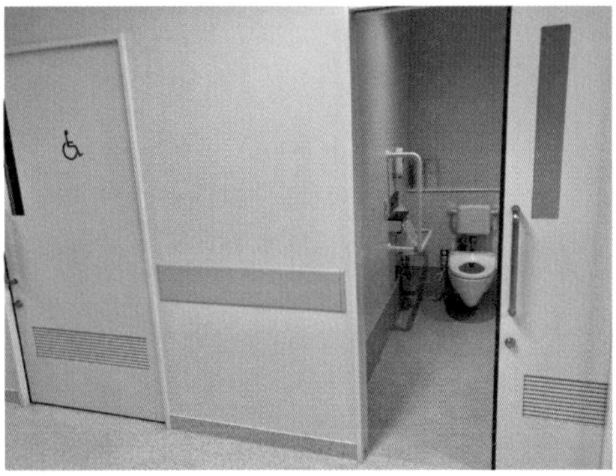

図3 ICU内に設置された身障者用トイレ

プラスの特徴	マイナスの特徴
● 新設の施設 ● 個室 ● あらゆる側面から簡単にアプローチできる自立型の患者用ベッド ● 全室に手洗い設備	● リフォームされた施設 ● 混合型ICU（神経ICUや循環器ICUでなく一般ICU） ● スペースが狭く、患者やスタッフの動きを考慮しないデザイン ● ユニット外の家族スペースが小さく、家族のアクセスが制限

表1 SCCMとAACNのICUデザイン賞19施設の特徴

度の問題などに触れた内容となっています。多職種の参加や感染対策に関しては評価できますが、患者や家族、医療スタッフといったヒトを中心としたデザインについては掘り下げられていません。

一方、対照的なのが2012年にSCCMから発表されたガイドラインです[8)]。SCCMのガイドラインではICUデザインのゴールは「a healing environment」を創ることであると明記されています。Healには“治癒”に加えて“癒やす”という意味があり、これは患者のみならず家族や医療者も含めた「ヒトのための」癒やしの空間を具現化するということに他なりません。また、ICUを1) patient care zone、2) clinical support zone、3) unit support zone、4) family support zoneの4つのゾーンに分けて対応を提案していますが、私が注目したのは2)の中のチームワークエリアに関する提案と、4)の家族に関する提案です。

まず、チームワークエリアについては、「Interdisciplinary Team Center(ITC)」という設備・環境が紹介されています。

多職種チームが円滑に活動するための道具や設備を備えた場所を設けるという考え方は、わが国の従来のICUデザインには見られません。ICUは他の部署と比べて多職種の参加が必須の場所です。ICUの中に多職種の居場所を作れば、自ずと良好なコミュニケーションが生まれ信頼に基づくチームが醸成されると考えれば納得です。

次にfamily support zoneですが、本ガ

イドラインでは家族のためにICUをどう創るべきか詳述しています。これは家族が診療チームの一員であり、家族もICUで快適に過ごせれば患者ケアにプラスに作用し良好な予後につながるということに他なりません。わが国のICUでは未だに面会制限を設けていることが多く、家族のICU滞在は短時間が前提であり家族用設備に加えて家族ケアに対するデザインはまったく不足しています。家族の参加が増せば、医療者の考え方も大きく変化し患者、家族、医療者それぞれの満足度が高い医療を実現できると思われます。

Verderberらは2005年から2020年の間のICUデザインに関する論文を集めて2021年にレビューを行いました[9)]。その中で私が注目したのは、ICUの環境に自然を取り入れるというトレンドです。多くの医療施設では感染予防の観点で植物などの持ち込みを禁止しており、ICUでも同様の方針が取られています。しかしICUやその待合室に植物を配置すると患者や家族のストレスが軽減されたり、自然の景観を写した写真を飾ることで同様の効果が得られたり、施設の庭園を訪問するとストレスや不安が減少したりといった効果が報告されています。またこれらの自然環境は医療者にもよい効果をもたらします。加えて窓から植物や空といった自然環境が見えると術後患者のICU入室期間が短縮され、医療スタッフの欠勤や離職が減ったという報告もあります。無論否定的なデータもあるので今後も議論が必要ではありますが、ABCDEFバンドルによりICU患者の覚醒レベルが上がり、離床により視線が環境に向けられるようになると、自然環境による癒やしの効果は無視できないのではないでしょうか。

㊀ 新型コロナウイルス感染症のインパクト

ヒトを中心としたデザインの一方で、新型コロナウイルス感染症の経験から最近は感染対策へのデザインの優先度が著しく高まっています。具体的には強力な感染予防に加えて、災害時と同様のベッドコントロール、不足するマンパワーや医療物資の補充、医療スタッフの心身のサポートなど、社会のニーズに答える意味でもオーバースペックといえるほどのデザインが現実味を帯びています。

感染症に対する基本的なデザインとしては、すべてのベッドを個室とすることや空気感染および飛沫感染に対する換気のコントロール、分泌物や排泄物を個室内で処理できるシンクの設置といった水平感染やスタッフへの感染を予防する設備の優先度が高いです。一方、陰圧装置をすべての個室に導入するのはコスト的に難しいので、間取りを調整しベッド間隔を3m程度開ける、または換気ダクトを増やしてICU全体の換気能力を高めてもよいでしょう。

意外と後回しなのが清掃や室内消毒の対策ですが、海外ではミストによる室内消毒のニーズが高まっておりベッドごとに処置が可能な扉付き個室が前提となります。また床面や家具類の材質や部屋の形、大きさなども消毒や清掃の容易さに直結するので導入の段階で考慮すべきです。

患者自身の感染症に加えて家族が自宅待機となると、患者・家族の対面でのコミュニケーションは困難になります。さらに医療者からの病状説明も電話が中心となり、家族への情報伝達や理解度の確認が不十分になりがちです。一方医療現場でもインターネットを用いたデジタルリソースの利用が進み、私たちのICUでもタブレット端末でベッドサイドと家族を結び、テレビ電話で家族の声や表情を患者に届けると同時に医療者が説明を行うといった取り組みを行っています。意識のある患者であれば家族の画像に大いに勇気づけられ、家族も人工呼吸器やECMOを装着している様子を見て状況を理解しやすく、評判は概ね良好です。ただし画像のやり取りでは施設内のWi-Fiの能力を確認しておきましょう。

感染予防では患者の動線をコントロールすることも重要であり、とくに入室ルートは一般患者の動線から外すことが望まれます。私の施設では屋外の救急車駐車場からICUに上がれるエレベーターが設置されており、院外から新型コロナウイルス患者が搬送される場合直接ICUに到達できます。ICUを新築する場合はエレベーターや階段、廊下などを一般患者と分け直接アクセスできる動線を確保しておきたいです。

おわりに

ICUのデザインを見直して患者、家族、医療者という「ヒトを中心に」癒やしの空間に変化させることは、患者の予後を改善し、家族や医療者の安心と満足度を高めることにつながります。一方、古いICUで働く私たち医療者も、ケアを受ける者と慈しむ者、それを助ける者とがともに療養できるような工夫を考えることで変化につながります。例えば多くのICUで排泄の問題は未だに解決されておらず、文献のレビューでも多くはベッドパンなどの床上便器が用いられています[8)]。患者の尊厳のためにも、本人・医療者ともに満足のいく排泄環境はベッド、排泄用器具、部屋のレイアウトなどを改善するだけでも患者や医療者の満足や喜びを生み、新たなデザインにつながると思います。

もしも私が新しいICUの建築に関わる機会があれば、できるだけ広いスペースに外を眺められる大きな窓を付けた個室を設けて、家族と患者がともにくつろげるリハビリ用家具を設置したいです。天井は高く色は薄いブルーとして十分な光量の照明を付け、壁には汚染に強い自然素材を貼ります。中央のステーションには多職種の作業スペースとカンファレンスができる円卓、天窓を開ければ日中は明るく、窓の外には灌木や四季の花が見えるようなデザインとしたいです。自分が住みたくなるようなICUのイメージです。

もちろんICUだけでなく病院全体のデザインも大きく変化してほしいと思いますが、長くICUに関わる医療者として「ヒトが中心にある」ICUデザインが当たり前になる時代が早く実現することを願っています。

執筆後記

ICUで働いて30年が経ち、患者の治療やケアの内容は大きく変化しました。一方患者の幸福や満足、医療者のプロ意識や安心への期待は今も昔もまったく変わらず、私もヒトなので思い通りでないと少しだけ心が淀むことがあります。齢を重ねてそういったストレスには随分と耐性ができましたが、家族や他者からの励まし、自然の豊かさなどに触れることの大切さも身に泌みています。まったく痛みのない治療やすべての病を癒やすことは困難ですが、せめて心地良い環境で患者や家族に療養してもらいそこで私たちも働くことができれば、優しさが溢れて問題のいくつかを解決できると推測します。そんなICUをいつか見てみたいものです。

引用・参考文献

1) Wenham T, Pittard A : Intensive care unit environment. Continuing Education in Anaesthesia Critical Care & Pain, 9 (6) : 178-183, 2009.

2) Ulrich RS, Zimring C, Barch XZ, et al. : A review of the research literature on evidence-based healthcare design. HERD, 1 (3) : 61-125, 2008.

3) Herridge MS, Tansey CM, Matte A, et al. : Functional disability 5 years after acute respiratory distress syndrome. NEJM, 364 (14) : 1293-1304, 2011.

4) Pun BT, Balas MC, Barnes-Daly, et al. : Caring for critically ill patients with the ABCDEF bundle : Results of the ICU liberation collaborative in over 15,000 adults. Crit Care Med, 47 (1) : 3-14, 2019.

5) Rashid M : A decade of adult intensive care unit design : a study of the physical design features of the best-practice examples. Crit Care Nurs Q, 29 (4) : 282-311, 2006.

6) Caruso, P, Guardian, L, Tiengo, T, et al. : ICU architectural design affects the delirium prevalence : A comparison between single-bed and multibed rooms. Crit Care Med, 42 (10) : 2204-2210, 2014.

7) 一般社団法人 日本集中治療医学会 集中治療部設置基準検討委員会：集中治療部設置のための指針 2022年改訂版. https://www.jsicm.org/publication/pdf/ICU-kijun2022.pdf (閲覧日：2022年4月)

8) Thompson DR, Hamilton DK, Cadenhead CD, et al. : Guidelines for intensive care unit design. Crit Care Med, 40 (5) : 1586-1600, 2012.

9) Verderber S, Gray S, Suresh-Kumar S, et al. : Intensive Care Unit Built Environments: A Comprehensive Literature Review (2005-2020). HERD, 14 (4) : 368-415, 2021.

スーパーナースでなくても良い仕事ができるICUを作ろう

入江博之
社会医療法人近森会 近森病院 集中治療センター長
山脇寛子
社会医療法人近森会 近森病院 集中治療センター 看護師長
近森正幸
社会医療法人近森会 近森病院 院長

Summary

「幸せな人が、他人を幸せにしようと思う」

これは集中治療室にも当てはまるかと思います。良い医療を提供するには、働く人が働きやすい環境にすることが大切です。環境とは、単に部屋の構造や広さや設備の問題ではありません。完璧ではないかもしれない職員が、自信をもって日々の仕事に向かえることが、「患者さんをよくしよう、よくしたい、よくする」といった思いにつながるものと思います。ここでは箱ではなく、人の集まり、チームの重要性について主に考えてみたいと思います。

Point

- ☐ ICUの設置により治療成績の向上や病院収益の増加が認められるようになり、2010年頃から全国でICUが数多く作られるようになった。
- ☐ 高度な医療機器を扱うなど手厚い医療、看護が求められるICUだが、経験が浅いなどにより、すべての看護師がスーパーナースであることは難しく、さまざまな職種が知恵と経験を活かしチームとして機能することが重要である。
- ☐ そのため、スタッフが「チームとして働ける環境づくり」を目指すことが最も大切である。

はじめに

1 どんなICUを作ったか

20世紀の終わりまでICUの必要性は認識されていましたが、わが国ではまだまだ一般病院には普及していませんでした。集中治療室を活用するということは海外の病院では通常行われていることでした。わが国でも先進的な病院ではICUを利用されていましたが、大学病院クラスでもなかなか集中治療ベッド数を20床以上持っているところはありませんでした。大きな理由の1つが看護師の配置が2対1以上と大変濃厚になることが問題でした。このため、重症患者を一般病棟で見ざるを得ない施設もたくさんありました。

当然のことながら、重症患者は通常の方よりも大変手がかかり、また高度な知識・技能が要求されます。能力と行動力のあるスーパーナースであればそういったことをこなすことも簡単かもしれませんが、皆が皆スーパーナースというわけにはいきません。このため、普通の看護師が普通に仕事をして良い仕事ができる環境が必要になります。

それから10年が過ぎ、21世紀になり2010年頃から全国でICUがたくさん作られるようになりました。重症患者の治療に役立ち、かつ病院収益にも貢献することがわかってきたからです。そうなると今度はICUでどんなことをするか、そしてそのためにはどのようなスタッフ、設備、環境が必要かということが考えられるようになりました。また、当初は麻酔科医が中心であったICU管理が、ICU管理を専門とする医師あるいは重症管理を得意とするスタッフによる管理が行われてくるようになってきました。

2 近森病院集中治療部の変遷

2000年7月に心臓血管外科開設に伴って、ICU12床、HCU20床を新設しました（図1）。単に心臓術後を見るだけではなく、重症患

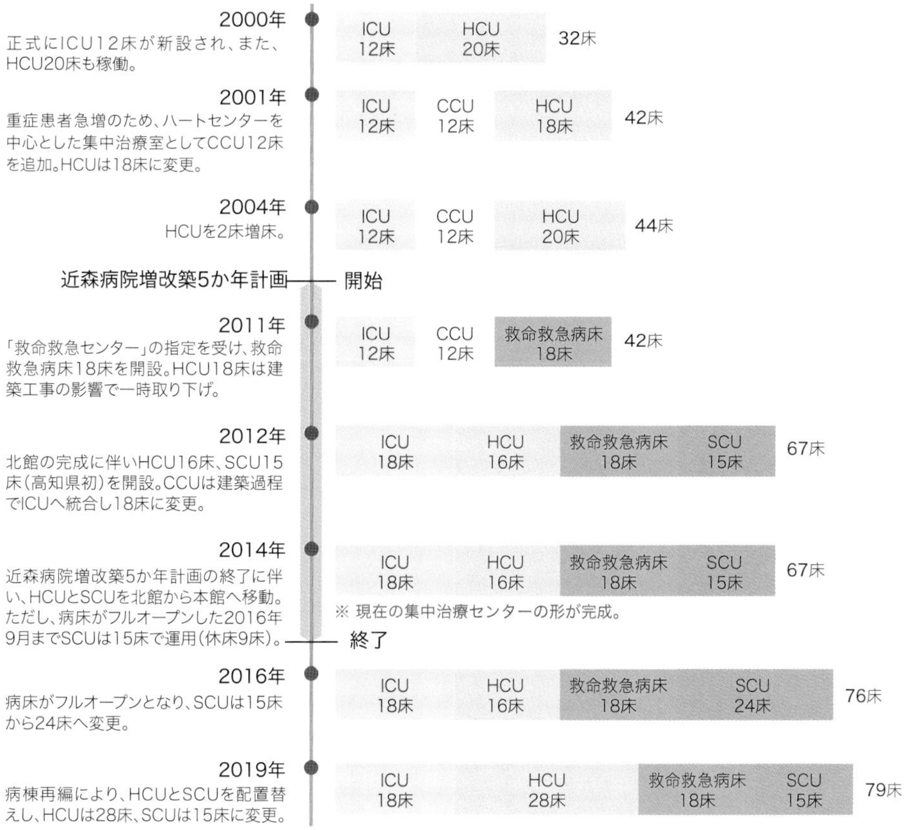
2000年
正式にICU12床が新設され、また、HCU20床も稼働。
ICU 12床
HCU 20床
32床
2001年
重症患者急増のため、ハートセンターを中心とした集中治療室としてCCU12床を追加。HCUは18床に変更。
ICU 12床
CCU 12床
HCU 18床
42床
2004年
HCUを2床増床。
ICU 12床
CCU 12床
HCU 20床
44床
近森病院増改築5か年計画
開始
2011年
「救命救急センター」の指定を受け、救命救急病床18床を開設。HCU18床は建築工事の影響で一時取り下げ。
ICU 12床
CCU 12床
救命救急病床 18床
42床
2012年
北館の完成に伴いHCU16床、SCU15床（高知県初）を開設。CCUは建築過程でICUへ統合し18床に変更。
ICU 18床
HCU 16床
救命救急病床 18床
SCU 15床
67床
2014年
近森病院増改築5か年計画の終了に伴い、HCUとSCUを北館から本館へ移動。ただし、病床がフルオープンした2016年9月までSCUは15床で運用（休床9床）。
ICU 18床
HCU 16床
救命救急病床 18床
SCU 15床
67床
※ 現在の集中治療センターの形が完成。
終了
2016年
病床がフルオープンとなり、SCUは15床から24床へ変更。
ICU 18床
HCU 16床
救命救急病床 18床
SCU 24床
76床
2019年
病棟再編により、HCUとSCUを配置替えし、HCUは28床、SCUは15床に変更。
ICU 18床
HCU 28床
救命救急病床 18床
SCU 15床
79床

図1 近森病院集中治療部の変遷
2000年7月にICU 12床、HCU 20床を開設した。その後、増床再編、改築、移転、新築などを経てICU、HCU、救命救急、SCUを合わせて79床の集中治療部となった。

者を集めて集中的に管理するために、新しく病室・設備・人員を揃えたものです。同時に循環器内科の発展も著しく、翌年にはすでにICUは常に満床状態になりました。このため、翌年にはICUを倍の24床に増やし、そのうちの半分をカルディアックケアユニット(CCU)と称して、循環器系ICU、もう半分は一般ICUとしました。その後、約10年間この形態で集中治療室を運営しました。

2011年には救命救急センターの指定を受け、救命救急病棟を18床開設することとなり、集中治療病棟42床としました。さらに、2012年にはストロークケアユニット(SCU)15床も追加しました。2014年には病院増改築に伴い、病棟を再編し、76床の集中治療センターを作ることとなりました。2019年には79床に増床し、全病床の約18%を集中治療センターとして使用する、欧米型病床配置になったことを意味します(図2)。

2000年当時は、従来の病棟を改装しただけであったためにICUを自由に設計することができませんでしたが、この2014年の増改築時には屋上にヘリポートを有する高規格病棟13階建てを建築したので、ICUを含めた集中治療センターを新しく設計することとなりました。

「看護師長からの一言」

集中治療センターだけで79床ものベッドがある病院はなかなかないと思います。

看護師の配置など、懸案事項は多々ありましたが、運用開始後は季節性の変化はありながらも80%以上のベッド稼働率を維持できています。入院病棟を決定する際は、フローチャートに沿って必要な患者が適切な集中ベッドを選択できる仕組みがあり、ICUのベッドが効率的に活用できるポイントになっています。

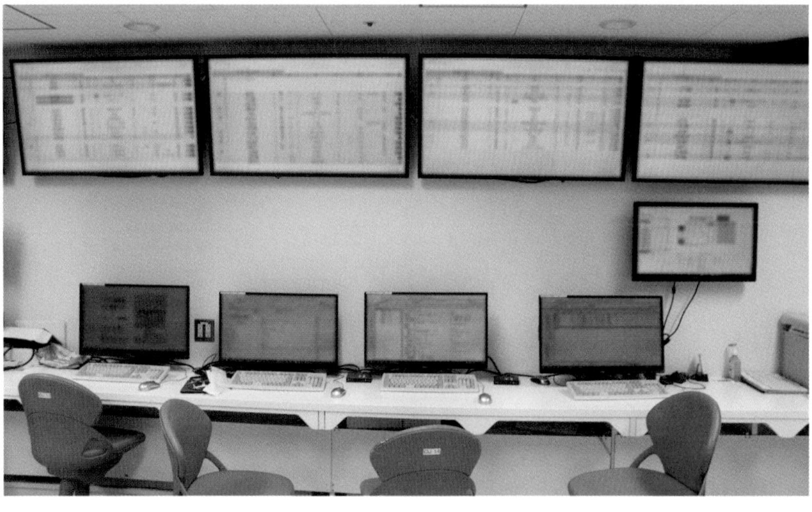

図2 患者一覧のディスプレイ表示
集中治療部の患者一覧がディスプレイに自動的に表示される。これらの情報は電子カルテから自動的に反映され、変化していく。患者の名前、年齢、性別、主病名、感染症、また看護必要度などが自動的に表示される。そのすぐ下には電子カルテが並び、またその間の小さなディスプレイは全館の空床ならびに入院予定、退院予定数などが病棟ごとに示されている。

㊂ 改造にあたって参考にしたこと

約10年にわたり毎年米国の有名病院をチームで訪問しました。さまざまな病院でいろいろな工夫がされており、それらを取り入れていきました。

例えば、患者の生体モニタは室内および部屋のすぐ外、そしてスタッフステーションの3か所に設置する(**図3**)。生体モニタを24時間交代で監視する。電気のコンセントや配管の接続等は腰の高さにあることでスタッフが屈まなくてもよいようにする(**図4**)。2対1看護のエリアでは2つの部屋の出入り口をゆるいVの字とし、1人の看護師が両方の生体モニタ、電子カルテ等に簡単にアクセスし、かつガラス越しに患者監視をできる(**図5**)、などといったことでした。さらに、ICUは1部屋あたりの面積を従来わが国の規定で求められていた15m^{2}よりも拡大し、20m^{2}以上としました。2014年にできた新しい基準に適合でき、最も高い加算が得られました。

「看護師長からの一言」

新しくICUができたときには、個室が広すぎると感じ、少し緊張したものです。実際に人工呼吸器や血液浄化装置、補助循環装置などが装着された患者が入室すると、この広さをありがたく思います。1人で多くの医療機器がついている患者が多く、しかもその医療機器1つひとつが大きい。今まで、医療機器のコードに足を引っかけないように配線整理にずいぶん時間をかけていたことを考えると、医療機器間も余裕をもって安全な位置に配置でき、作業効率は格段によくなりました。

また、新型コロナウイルス感染症の出現の影響か、発熱患者への対応が敏感になり、より個室のニーズが高くなったと実感します。

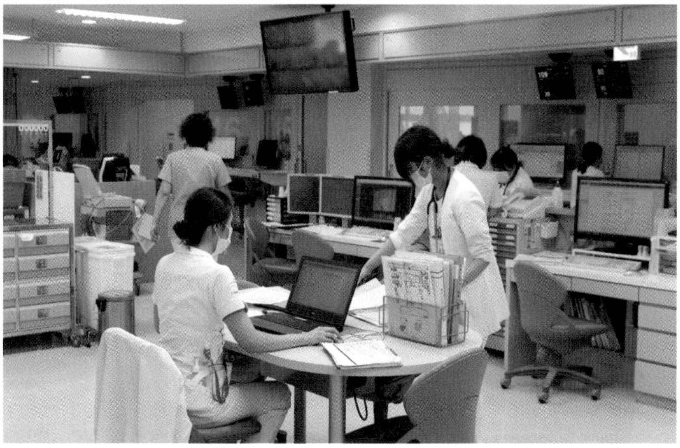

図3 病棟のディスプレイ配置図

救命救急病棟ではナースステーション中央にリーダー席があり、少し頭を上げれば各ベッドの生体モニタが一覧でき、また入口や各ベッドの監視モニタを一瞥することができる。

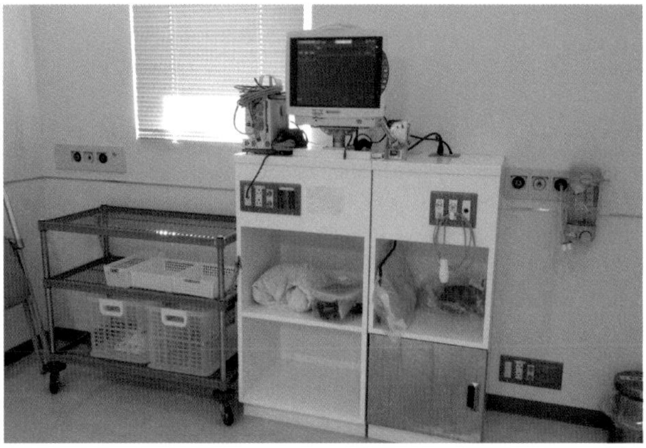

図4 配管の接続
日常使う配線・配管の接続は人間の腰の高さに近づけ、屈まなくても容易に動けること、また接続が確認できるようになっている。

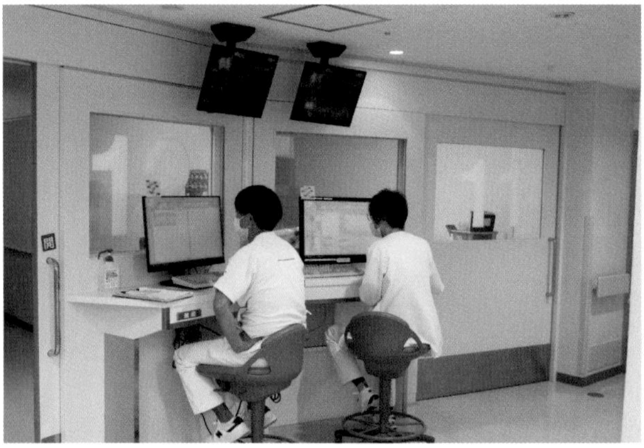

図5 モニタ・電子カルテ類の配置
2対1看護を想定して、2部屋を見やすくするために、「くの字形」にくぼみを作り、モニタ・電子カルテ類を配置した。

㊂ ICUに必要なスタッフ

1 ICUスタッフがいなければただの箱

どんな立派な設備があってもそれを使いこなせる人がいないと何にもなりません。患者の様子を観察し、必要な処置を行い、生体モニタで呼吸循環の管理にも目を光らせる、そして人工呼吸器や高度な医療機械（IABP、ECMO、Impella、血液浄化装置など）を使いこなし、投与薬剤を増減あるいは中止し、といったことをすべてできるのはすばらしいことです。しかしながら、皆が皆そのようなスーパーナースになれるとは限りません。普通の人が普通に仕事をして、全体として良い医療を提供できること、これが目標です。そのためには看護師だけ、医師だけでは目的は達することができません。さまざまな職種の知恵と経験、そしてそれらの力を合わせることが必要となります。

2 チームワークが夢を叶える
～Team work makes the dream work～

集中治療室のスタッフとして必要なのは、医師・看護師以外に薬剤師、臨床工学技士、生理検査技師、放射線技師、理学療法士、作業療法士、言語療法士、管理栄養士、医事課、クラーク、SPD（物品管理）サービス、ビルメンテナンスサービス等です。つまり、病院のすべての職種がチームとして機能しなければいけないのです（表1）。

3 ウォッチルームについて

臨床工学技士（CE）が、集中治療センターならびにER、そして手術室の生体モニタを常時監視する場所をつくり、ウォッチルームと名付けました（図6）。モニタを監視しつつ、警報が鳴った際にそれが本物であるかどうかをまず監視テレビカメラで確認します。この監視テレビカメラは各部屋に備えつけられており、あえて解像度を低くしプライバシーに配慮しています。また、事前に患者家族に同意を得られなかった場合には、画像を見えなくしています。このカメラを見て患者の体動、あるいは何かの活動によって発生したノイズであるかをまず判断します。本物であった場合は、当然連絡し駆けつけることとなります。また、アラームの発生をすべて記録し、その原因を突き止めます。このシステムにより偽アラームを半減させることができました。

薬剤師	・点滴静注および内服薬の投与量が適切かどうかのアドバイス、また抗菌薬の使用に関して感受性を参考にアドバイスなど
臨床工学技士	・ウォッチルームでの生体モニタの監視、医療機械のメンテナンスおよびスタッフへのアドバイス ・生体モニタのアラーム等の調整、人工呼吸器の管理、IABP、ECMO、IMPELLAなど使用の際の維持管理 ・血液透析、血液浄化の維持管理 ・人工呼吸器、生体モニタ等の使用教育
生理検査技師	・心電図、心エコーなどの集中治療室内での施行
放射線技師	・ポータブルX線装置の操作および撮像 ・集中治療管理に必要な画像の追加作成
理学療法士	・集中治療室内での理学療法（心臓手術の場合は術当日からスタート）
作業療法士	・脳梗塞等患者の集中治療室内での作業療法
言語療法士	・誤嚥、嚥下の評価および治療アドバイス
管理栄養士	・集中治療室入室時からの補液および経腸、経口摂取の管理 ・腹部症状の管理ならびに排便、排ガス等の管理
医事課	・日々の診療材料の管理ならびに点検 ・DPC病名の管理
クラーク	・医療事務全般および患者面会等の世話
SPDサービス	・消耗品等の安定補給。週末、休日も行う
ビルメンテナンスサービス	・エリア内の清掃、入退室時のすばやい準備

表1 スタッフの役割

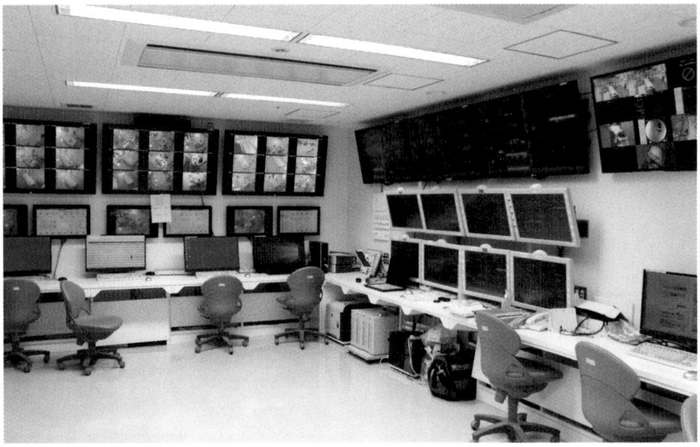

図6 ウォッチルーム
集中治療センターの患者すべてのバイタルモニタ、また監視モニタをここでCEが常時監視している。

「看護師長からの一言」

ウォッチルームは、集中治療病棟、ER、手術室のモニタがこちらで一括監視できることで、いかにもICUという雰囲気があり、病院見学では、見学者から「すごいね」と驚かれる人気スポットです。

看護師としてはICUへ入室してくる患者の状態を確認しながら受け入れ準備ができます。また別の病室でケアしていても、二重三重にアラームに対するアクションがとられ、看護師としてもサポートされている安心感があります。

監視テレビカメラについては、プライバシーの観点からお断りされる患者が多いのではと予測していましたが、「しっかり見ていてくれて安心です」とほとんどの方に同意いただけています。観察ができ、安全にICUで過ごせることが求められているのだと感じます。

⊖ スーパーナースでなくてもいい

ほぼすべてのメディカルスタッフによる治療を行うことが文字通り集中治療です。単に患者あたりの看護師配置定数の問題ではありません。人間誰しも得意、あるいは習熟した分野、領域があります。看護師が他のメディカルスタッフの分野まですべてマスターすることは難しいのです。したがって、そういったスタッフの力を借りることが大切です。彼らは集中治療室内に常駐し、いつでも相談することができ、また電話やその他の方法により十分なコミュニケーションが可能な状態とする環境が大切です（図7）。

残念な現実として、必ずしも万全な体調でないときでも勤務シフトに入らざるを得ないことがあります。また、スタッフとしての経験が浅く、わからないこと、不安なことがあるまま勤務を続けることもあります。さらには、明け方などは眠くなり反応が鈍くなるのも当然です。

また、仕事をルーチン化することが重要

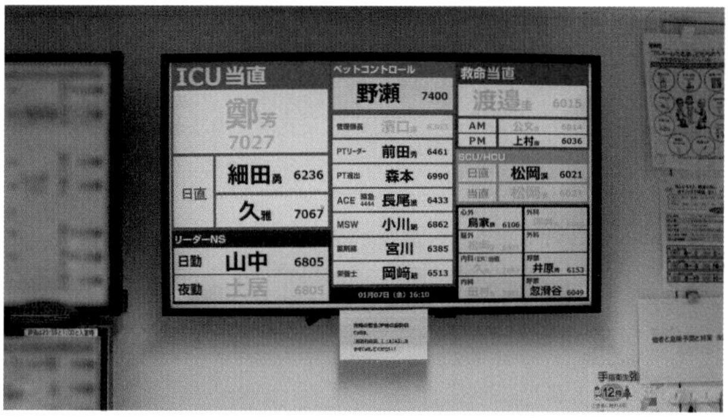

図7 自動転送されるメンバー表(チームメンバーボード)
勤務表から自動的に転送されるメンバー表。濃い文字が現在勤務中の者、淡い文字がこれから勤務になる者である。伝えたいこと、申し送り等があれば淡い字の方に伝えることになる。添えているのはPHSの番号である。

です。これにより同じ疾患の患者を見ていた場合、別の看護師に相談できたり、間違いを指摘してもらうことが容易になります。最後の一歩で間違いに気付き、あるいは指摘され、小さな事故を未然に防ぐということはよくあることです。これが自然にできるような環境を作ることが望ましいのです。そういったときに他のメディカルスタッフの助けがあることは当然必要な環境です。比較的経験の浅い、まだ知識が十分ともいえないスタッフであっても、周辺の同僚ならびに他の職種の力を借りることにより、スーパーナースに匹敵する活躍ができるのが良い環境であると思われます。

「看護師長からの一言」

今でこそ、クリティカルケア認定看護師や急性・重症患者看護専門看護師が配属できるようになりましたが、働く大半は普通の看護師です。定期的に人事異動もあり、チームとしてのケア力を維持することは、永遠の課題でもあります。経験の浅いスタッフは全体が見渡せるフロアに配置し、周りでケアするスタッフが異変を察知できるように対応しています。

病棟配置されている多職種とも、ディスカッションしながら患者管理をしていますが、療養環境として静寂を保つこと、プライバシー保護からも個室をうまく活用し、安心感を得られる居心地のよさを提供できればと考えています。

今後向かっていく方向

集中治療病棟での患者管理が治療効果ならびに病院収益に大きく貢献することがわかってから、全国に集中治療病棟と称するものが増えてきました。また学会等によりそのレベルを維持しようとする努力も行われてきました。必要なのは単に資格を取得したものがいることだけではありません。結局のところは病院の意志と総合力ということになります。どれだけの資源を投入して治療の成果をいかに早く効率的に上げることができるようになるか、ここの勝負になるべきです。ICUを設計するうえで部屋のサイズ、形、他の部署との位置関係などが地理的条件、また経済的条件により大いに制限されます。1つのアイデアがすべての施設に適用されるいいアイデアとは限りません。その施設ごとで考えるべきものです。しかし、根本となるのはスタッフがチームとして働ける環境を目指すのが一番大切なことであると考えます。

おわりに

海外の大規模集中治療センターを参考に、ICU等を設計し発展させました。箱物はすぐにでき、また増改築も簡単にできました。しかし、時間がかかったのは人の育成と教育です。自分が担当する心臓血管外科の患者について毎朝7時半に電話をかけ、報告を受けました。その報告を受ける過程で、看護師に重点的に見るべきところを20年以上教育してきました。それらの積み重ねにより、エキスパートナースと呼べるような人たちを育てることができました。また、常駐する臨床工学技士、理学療法士、栄養士、薬剤師における相互協力は、とくに重症患者には大変重要です。集中治療、ICUとしては総合力が問われる時代 になってきたと思います。

執筆後記

この原稿を書いてからも ICU に関してはいろいろな変化がありました。看護師特定行為に集中治療のコースができ、修了生達も出てきました。ラピッドレスポンスチームのレベルアップもありました。こういった人材、制度の充実により、今まで助けられなかった患者が助かったり、あるいは早期に回復できたりということが現実になっています。また、COVID-19の時期に集中治療室の重要性が再認識されました。今後はICUのレベルを決定するのはリーダーの医師ではなく、ごく普通に勤務している看護師やメデイカルスタッフになる、いや既になっているものと思います。

病院建築計画の5つのフェーズと進め方のポイント

西尾浩平
株式会社セントラルユニ 企画営業部 企画営業課

Summary

新しく病院が建ったあとで、使い勝手の悪さから「もっとこうしたらよかった」という意見を医療従事者から聞くことがあります。これらは病院建築計画に医療従事者がかかわる機会が少なく、十分にその流れを把握できていないことが一因と考えられます。さらに、ICUなどの病室は施設基準など特殊な条件も考慮しなければなりません。本項では、これからのICU環境に求められる要件を踏まえ、大きく5つのフェーズに分かれる病院建築計画において、皆さまが各フェーズで気にしてほしいポイントを、できるだけわかりやすく解説します。

Point

- □ 病院建築計画は、「①基本構想・計画」→「②基本設計」→「③実施設計」→「④着工・施工」→「⑤開院」の5つのフェーズに大きく分けられる。
- □ フェーズが進むにつれて変更が難しくなるため、フェーズの流れを把握し、しかるべきタイミングで要望を挙げていく必要がある。
- □ PICS（集中治療後症候群）対策として、患者アメニティの向上など、設備面からもできることを検討することも重要である。

はじめに

「患者をICUから検査部門に搬送する際、扉の間口が狭くベッドが通りづらかった」「ICUのスタッフステーションから各患者のベッドを見渡す想定をしていたが、柱が邪魔で視認性が悪く、結果、近くまで行かないと確認できない」「ICUの個室間に窓がなかったため、何度も患者の様子を確認に行く必要があり、業務に支障をきたしている」など、これらの意見はすべて、実際にICUで働く医療従事者から直接お聞きした内容です。せっかく新しい病院を建てたのに、どうしてこのようなことが起きてしまったのでしょうか。一因として、普段建築と携わる機会の少ない医療従事者が、病院建築計画の流れや進め方を十分に把握できていないまま、計画に参加せざるを得ないという現状が考えられます。

病院建築計画はいくつかのフェーズに分か

れており、それぞれのフェーズが進むにつれて変更のできない項目が増えていきます。また、ICUは一般病床と比べ、施設基準など一定の条件があらかじめ提示されており、これらも考慮したうえで進めなければなりません。実際に使っていく臨床現場で働く皆さまにとって、少しでも納得のいく病院づくりができるよう、本項では病院建築計画の流れについて、できるだけわかりやすく解説していきます。

ICUの必要設備と施設基準

ICUでは、ケアに必要な最低限の基準として、人員配置や施設基準が整備されています。厚生労働省が定める診療報酬は、2年に1回さまざまな側面から見直しが行われ改定されます。改修内容によっては、10年前に整備した設備が、5年後には不十分な設備になってしまうこともあるのです。

2016年の診療報酬改定では、特定集中治療室管理料1、2を取得するために、1病床あたり20m^{2}の確保が求められました。改訂前までの15m^{2}に加え、5m^{2}ずつスペースを捻出するために、開院後まもなく改修工事を余儀なくされる施設もありました。また、この場合の病床面積は、患者が病床として専有する有効床面積のことを指すため、床に固定された設備は病床面積の対象外となる可能性があります。限られた部門面積のなか、1床ごとの基準を守ったうえで、スタッフステーション(観察拠点)との位置関係にも配慮が必要です。

その他にも、ICU専任の医師の配置や看護単位、臨床工学技士の勤務、所有すべき医療機器なども定められているため、スタッフの諸室や、機材などの保管場所の広さ、動線もあわせて検討していきます。

ICUでの治療内容の変化

医療技術の進歩により、急性期患者の救命率は大きく向上しています。しかし、急性期での救命率向上に伴い、退院後の死亡率増加やQOL低下による社会復帰率の低さが注目されています。その結果、術後の急性期患者への治療内容が見直されはじめました。退院後も見据えたICUでの治療内容が再議されていく中で、ICU内での治療に対する認識は大きく変化し、従来までの鎮静・鎮痛による絶対安静ではなく、早期離床・早期リハビリテーション(以下、早期リハ)の実施が求められるようになりました。早期離床・早期リハは、患者の日常生活動作(activities of daily living：以下、ADL)の再獲得や在宅復帰率の向上を目的として実施されていると同時に、在院日数短縮につながることが期待されており、医療機関の機能評価にも大きく関与すると考えられています。

近年では、リハビリテーション(以下、リハビリ)のサポートツールとして介助用リフトを導入する施設が増えています(**図1**)。転倒・転落のリスクが高い患者に対し、より安心・安全なリハビリの実施、腰痛予防対策や人員不足軽減など医療者の負担軽減を目的

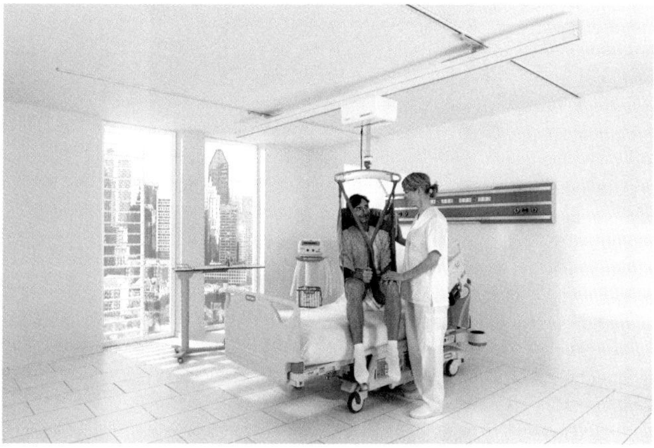

図1 介助用リフト
（写真提供：株式会社セントラルユニ）

として注目されています。

このように、近年のICUは、術後の急性期患者を治療・観察する場所だけではなく、リハビリに適した環境としても考えていく必要があります。しかし、施設基準上の面積を確保するために、横幅がせまく縦長な部屋を作ってしまうと、ベッドサイドにスペースがなく、十分なリハビリが行えない可能性があります。使いにくい環境にしないためにも建築計画を理解し、適したタイミングで要望を伝えていくことが重要です。

⊖ 病院建築計画のポイント

理想の環境を叶えるためには、病院建築計画の流れを理解することが大切です。なぜなら、要望を伝えるタイミングによっては、すでに変えられない、叶えられない要望になってしまうこともあるためです。まずは病院建築計画の流れと、各フェーズの検討事項、要望を伝えるタイミングについて説明していきます。

病院建築計画は、大きく5つのフェーズに分かれ、①基本構想・計画→②基本設計→③実施設計→④着工・施工→⑤引っ越し・開院の順に沿って進んでいきます。これらのフェーズは、計画の規模を問わず、例外なく行われる工程です。

では、各フェーズで、どのような内容を決めていくのか、1つずつ解説していきます（図2）。

1 基本構想・計画

基本構想・計画は、病院の規模、コンセプト、建物の構造など、これから病院が目指していく「なりたい姿」を決めていくタイミングです。病院の理念や方針に基づき、計画の大きな枠組みを決めていきます。現状の手術件数や患者数の推移から、新しく手術室を何室配置するのか、手術件数や救急搬送数から重症病床を何床配置するのか、地域のニーズや近隣施設の特徴から病院の立ち位置がどうあるべきかなど、病院全体の大枠を決めていきます。このような計画の骨組みを検討するフェーズでは、病院経営の責任者によって選択されていくケースが多く、臨床現場で働く皆さまが準備できることは、「現運用の課題整理」と「設計の与条件」の検討です。

	基本構想 基本計画 ▶	基本設計 ▶
	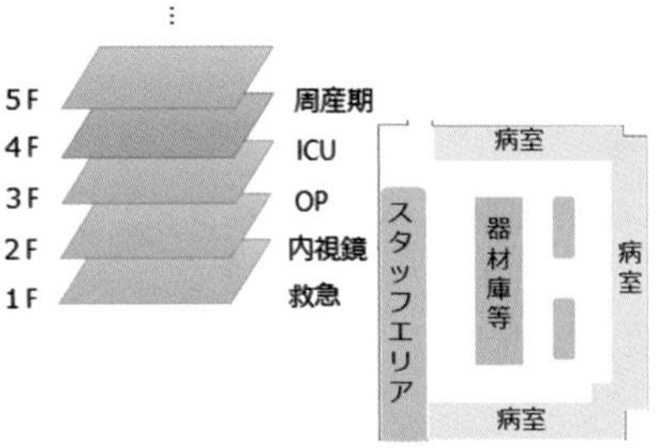	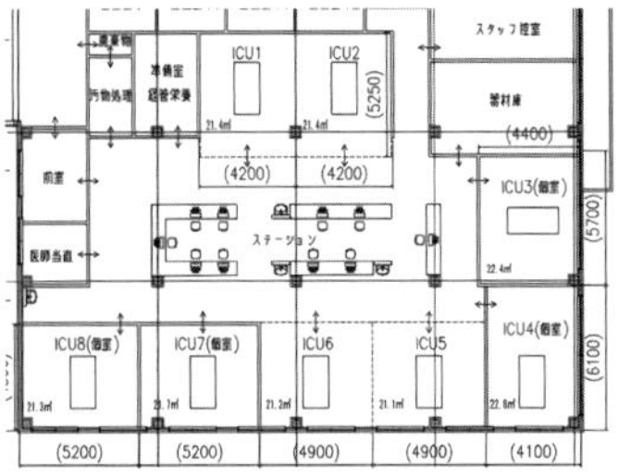
設計検討内容	●病院コンセプトの設計 ・実現したい姿を言語化 ・病院機能と規模の設定 ・部門配置の見当 ・ラフスケッチでの検討 ・建物総コストの算出 ・建築スケジュールの検討	●基本構想・計画を基に図面化 ・基本構想・計画に合わせて骨格を描く ・部門間動線の検討 ・各部門、諸室や必要設備の検討 ・院内全体のインフラ設備の検討
設計変更困難	ほとんどの設計変更が可能	・柱の位置 ・EVの位置 ・階段の位置 ・階層の変更 ・建物面積の変更 など
重要検討項目	●設計の与条件整理 ・必要な部屋の整理 ・1床あたりの必要最低面積(横○m×縦○m) ・現状の課題に対し、設計で解決したいことの整理	●図面のイメージを具現化 ・3Dでの確認 ・他病院事例を用いて、イメージの共有 ・現状の課題に対し、設計で解決出来えることの整理

図2 病院建築計画の流れ

まず、「現運用の課題整理」です。課題の整理といっても深く考える必要はありません。普段働いている環境の中で、不便に感じていること、改善したい環境、運用など、日常的に感じていることを吐き出し、言語化していきます。この先、要望をあげるタイミングにさしかかった際に、速やかに検討できるようあらかじめ整理しておくことが重要です。

次に「設計の与条件」です。設計の与条件とは、設計に反映してほしい条件のことです。例えば、1床あたりの最低面積(横幅○m×縦幅○m)やICU部門に必要な諸室(現病院で足りない諸室)など、設計に反映してほ

実施設計 ▶ **着工・施工** ▶ **開院**

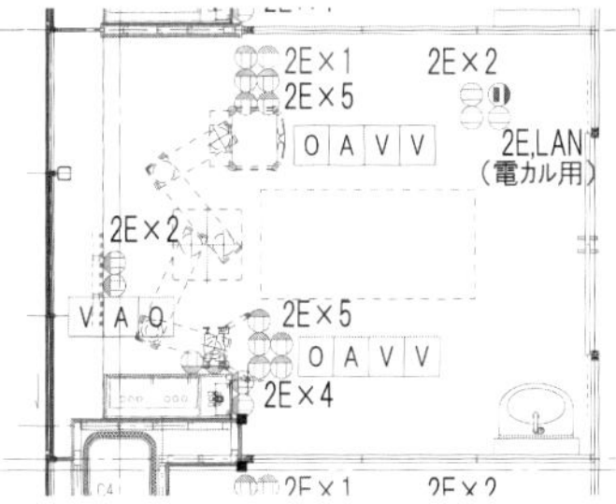

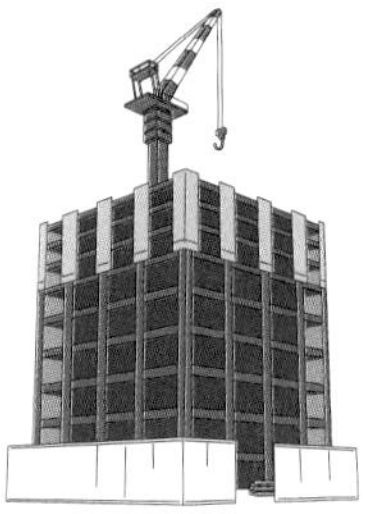

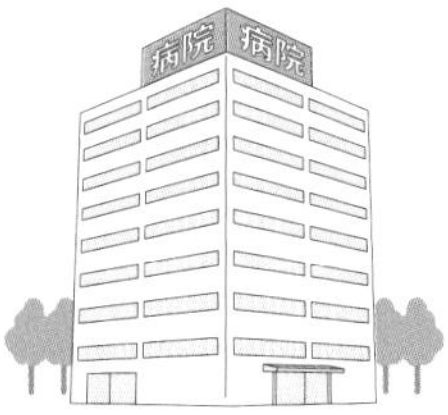

●施工に向けての詳細設計
・必要機能・設備を実現するための詳細設計
・空調・照明・電気等の詳細設計
・コンセント・医ガス等の数、配置検
・什器備品・医療機器のレイアウト検討

●施工図作成
施工上の収まり詳細設計

・部門面積の変更
・病床数の変更
・配管系（PS・DS）の変更
・水回りの変更
・大幅な電源容量の変更
など

ほとんどの設計変更が
不可能

●要望に抜けがないか　確認
・デザインのチェック：壁材・床材など
・設備のチェック：給排水配管系、コンセント数・医ガス数など
・諸室のレイアウト要望

●最終承認
・医療機器や机・棚の配置の最終調整

しいことをまとめていきます。また、与条件を提示するにはより具体的な理由を挙げておくことが望ましいです。例えば、ECMOを使用する病床は医療機器が多く配置されるため横幅4m以上を確保してほしい、リハビリ時を想定してベッドサイドに車椅子が入るスペースを確保してほしいなど、具体的な理由を挙げましょう。ただ単に条件だけを伝えてしまうと、思っていた要望とは違う捉え方で解釈されてしまう可能性があるため、なぜそのような条件が必要なのか、必ず整理しておきましょう。

2 基本設計

基本設計では、基本構想・計画の内容をもとに建物の構成を具体的に描いていきます。実は病院建築計画の中で、基本設計が最も重要なタイミングになります。基本設計では建物全体の骨格となる柱や階層、面積、階段やエレベーターの位置など建物の構造にかかわる内容の図面化を行います。また各部門配置と大枠の面積を検討し、病院全体を図面化します。これらは基本設計が完了すると変更は難しくなります。したがって基本設計で納得できる図面になるまで議論しておく必要があります。

まず、運用に沿った配置や適正な広さが確保されているかなど、設計の与条件がしっかりと反映されているかを確認します。しかし、すべての与条件を図面へ反映することが難しい場合が多く、皆さんは設計者に、なぜ反映ができなかったのか確認することが大切です。設計者側の考えも確認しながら、その中でも譲れない条件がある場合、優先順位を整理し、要望を出していくことが重要となります。

また、図面化された段階で、平面的な情報だけではなくより立体的なイメージを把握することも必要です。平面図だと空間的イメージが掴みにくく、病院が出来上がったあとに、「イメージと違った。もっとこうしたらよかった」などの声を聞くことがあります。簡易的な３Dイメージを活用し、定期的に確認しながら進めていくと失敗が少なくなります。さらに、よりよいICU環境を検討するうえで必要なことは、他施設のICU環境を知ることです。運用中のICU環境を見ることは難しいかもしれませんが、写真や平面図だけでも、施設ごとに特徴があり、事例も参考にしながら計画に盛り込んでいくことも大切です。

3 実施設計

実施設計では、部門配置や部門内の部屋割りなど、おおよそ決定した図面に対して、壁面・床面・天井面に必要な設備など、より詳細な情報を検討していきます。コンセント、医療ガス、情報LANの配置や数量の検討、各部屋の照明配置、空調の配置、セキュリティロックの設置場所など、部屋の用途、機能に合わせてどんな設備が必要か細かく図面化していきます。実施設計が始まってしまうと、大きな配置の変更は不可能となり、部分的な変更しかできなくなります。とくに部門面積の変更や、病床規模の変更、水回りの変更など、構造や設計に大きく影響を及ぼす変更が困難といえます。

このフェーズで確認すべきは、基本設計で要望した内容の確認と必要な設備が選定されているかという点です。実施設計では意匠的な確認も行いますが、窓の大きさや天井の素材など、場合によっては患者に悪影響を与えかねません。細かい部分ですが気になることは確認し、話を詰めておくことが大切です。

また、各諸室の中にどんな什器を入れてレイアウトすべきかについても、ある程度の検討が必要になります。病床で使用する医療機器のレイアウトから、諸室の什器備品（机・椅子・棚など）のレイアウトなど、部門全体の諸室の中身について検討していきます。実際、什器備品については後から変更可能なものではありますが、什器備品に必要な電源や特殊な設備に関しては、検討しておく必要があります。

4 着工・施工

着工・施工は文字通り、病院を建てる工程です。施工業者が実施設計図をもとに施工していきます。施工が始まってしまうと図面の変更は不可能となります。皆さんには平面図の最終版が配布され、各諸室に必要な什器備品の選定、レイアウトなど、建築的にはかかわりがない部分を最終決定していきます。

5 開院

施工が完了するといよいよ開院となります。これまで紹介してきた内容のように進めていれば、イメージしていた環境と完成した環境のギャップが少なく、満足のいく環境ができているでしょう。

これらのフェーズは、病院規模や計画期間によって一部並行して進めるケースもありますが、まずは基本的な流れを把握し、建築計画がどのフェーズに差し掛かっているのか理解しておく必要があります。

三 これからのあるべきICU環境

2012年の米国集中治療会議(Critical Care Congress)で発表されたPost Intensive Care Syndrome(以下、PICS)は、日本集中治療医学会学術集会でも多く取り上げられています。

PICSとは、ICU入室患者が発症する後遺症のことをいい、精神障害・認知機能障害・身体障害を与え、さらに患者家族の精神障害発症にも影響するといわれています。PICSを発症する原因は、人工呼吸器挿管などの治療・検査因子、閉鎖空間やアラーム音などの環境因子、不眠や精神ストレスなどの精神因子が考えられています。

対策として、早期離床・リハビリの実施やICU環境整備が挙げられています。ICU環境整備の一部として、テレビを見てもらう、日時を認識してもらうため時計やカレンダーを設置するなどしています。アラーム音や隣の患者のうめき声、スタッフの会話、医療機器に囲まれる環境を緩和するため、耳栓や音楽の導入、パーテーション設置など音環境へ取り組む施設も増えています。また、閉鎖的で採光を有効的に取り込めない施設では、暖色系の照明を設置するなど患者アメニティを向上する環境も増えてきています(図3)。

このように、ICU環境は今までの治療最優

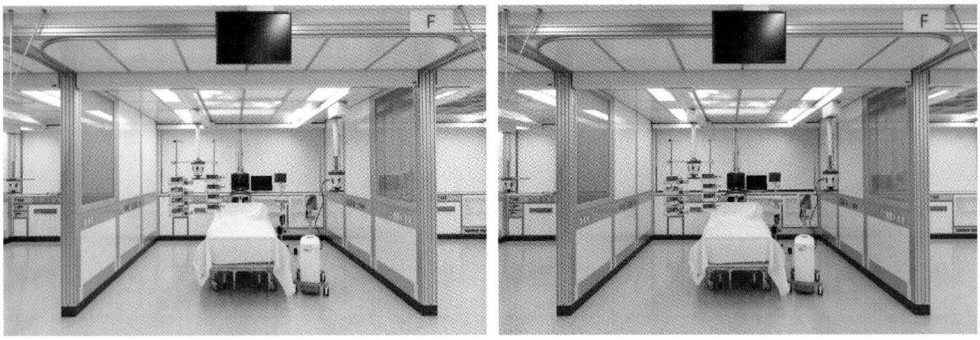

図3 照明システム事例

閉鎖的で採光を有効的に取り込めない施設では、暖色系の照明を設置する。

先の環境から、患者・患者家族を配慮した環境に変化しています。今後は、患者アメニティを向上することもICU計画の検討において1つの条件となり得ると考えています。ICUとかかわりが深ければ数年前と求められる環境が変化していることに理解がありますが、一般的には、従来までの「患者に意識はなく、寝たきりの絶対安静」という印象が強く、その印象のまま進められる場合もあります。その差を理解し、要望していくことも大切です。

おわりに

病院建築計画は、規模の大きさに比例して、検討事項が多岐にわたり、かかわる医療従事者の人数も増え、合意形成に時間を要し、複雑になっていきます。理想のICU環境を実現していくためには、病院建築計画の流れを把握し、しかるべきタイミングで要望を挙げていく必要があります。とくに「基本構想・基本設計」のタイミングで要望や課題を整理し、意思決定者や設計者にICU環境で必要な設備や機能を要望していくことが重要です。また、PICS対策として設備面からもできることを考え、患者・患者家族を中心としたICU環境づくりを設計に反映することで理想のICU環境に近付けるのではないでしょうか。

これから新病院の計画がある方には、積極的に病院づくりにかかわり、少しでも納得のいく病院づくりが行えることを願っています。

執筆後記

ICU環境を作っていくうえで、設計〜開院までのポイントをできるだけわかりやすく執筆してみました。病院の大規模な建て替えや改修にかかわることは、人生であるかないかとは思います。少しでも病院づくりを理解していただき、よりよい治療環境が増えていくことを願っています。弊社セントラルユニは「つかう人を、つくる人に」をブランドコンセプトに、つかう人である医療従事者の皆さまに寄り添い、一緒によりよい環境をつくり続けます。ぜひ、病院づくり、環境づくりにお困りの際は、セントラルユニを思い出していただければ幸いです。

引用・参考文献

1）厚生労働省保険局医療課．平成28年度診療報酬改定の概要．https://www.mhlw.go.jp/file/06-Seisakujouhou-12400000-Hokenkyoku/0000115977.pdf （閲覧日：2023年6月5日）

ベッド周りの設備機器における理想のケア環境とは

村野大雅
パラマウントベッド株式会社 営業推進部 クリニカルケアチーム

Summary

ICUにおける看護動線研究から、ベッド周りの効率的なケア環境を実現するためのレイアウトのヒントを得ることができました。しかしベッド周りの床にコード類が這ってしまう課題が残りました。この10数年でICUにおける早期離床を目的としたリハビリテーションが実践されるようになり、高機能化されたICUベッドが普及しました。しかし、ベッドだけでは解決できないさまざまな課題があり、ベッド周りのケア環境を構成する設備機器も、ケアの変化に合わせて改善していかなければならないと考えています。

Point

- □ ICUのベッド周りが「コードだらけ」になるのは、かねてより問題となっている。
- □ 問題を解決すべく、従来のウォールケアユニットからシーリングペンダントへの移行が進み、近年ではコラムユニットなどの設備機器が開発されている。
- □ どうしても「非日常的な空間」となるICU環境においても、「住み慣れた自宅」のような環境づくりが望まれる。

はじめに

わたしはパラマウントベッド社でICUの改修時や新築時の施設設計サポートをしています。わたしの考える理想のICU環境は、患者も患者家族も、臨床スタッフも快適だと感じる環境です。患者や患者家族にとっては住み慣れた自宅のような環境が理想です。スタッフにとっては、ストレスなく患者にアプローチでき、スムーズな治療行為が行える環境です。

フロア全体の設計についての見解は（また機会があれば）次の機会とさせていただき、今回はベッド周りの、とくに設備機器にかかわるケア環境にフォーカスしたいと思います。

スタッフ動線にどんな課題があるのか？

「村野君、このコードだらけのICUを何とかしてくれないか？」

それは2007年、研究フィールドとして紹介を受けたあるICUのなかで、医師から最初に言われた一言でした。私は当時「看護マネジメント学コース」の修士課程で、「ICUの看護動線」についての研究を始めようとしていました（図1）。

看護動線研究の方法は、まず30秒間隔のタイムスタディを行い、看護師が、いつ、どこで、何を、どんな姿勢で行っていたかを明らかにします。あらかじめ決めた観測地点にどのくらいの割合で滞在し、どの地点からどの地点に移動しているかを明らかにしました。さらにその移動が何かを運搬する目的だった場合、何を運搬していたのかを明らかにしました。患者のポジショニングや清拭、採血や点滴といった直接患者に提供されるケアの時間と、そのための準備や片付け、記録や移動といった非患者ケア業務との割合では、非患者ケア業務が多くの割合を占めました。

移動についても、介入前では、受け持ち患者のベッド周りでの移動よりも、そこから離れた移動が多くみられました（図2）。検査室や器材庫に行ったり、薬剤投与のためのダブルチェックのために別の看護師を呼びに行ったり、またオープン床のベッド周りを囲うためのついたてを取りに行ったりすることも見られました（図2）。

研究では非患者ケア業務をいかに少なくしていくか、受け持ち患者のベッド周りから離れる業務や移動をいかに少なくしていくか、という視点で介入し、一定の改善をみることができました。しかし、冒頭の根本的な課題の1つである、ベッド周りのコード問題については依然として解決しないままでした。

2009年、わたしは修士課程修了と同時に現職に就きましたが、その年はシュワイカートらの論文[1)]が発表され、早期からのリハビリテーション介入が重症患者の身体機能および精神機能に良い効果をもたらすということで、ICUの看護ケアの転換のきっかけになった年だと思います。これまでの安静臥床を基本とするケアから、できるだけ早期に離床を促していくケアへと変わる転換点となりました。2010年には10年ぶりの診療報酬の実質プラス改訂があり次の2012年も続きました。さらに2014年は新たな特定集中治療室管理料1、2が創設され、20m^2/床を確保すること

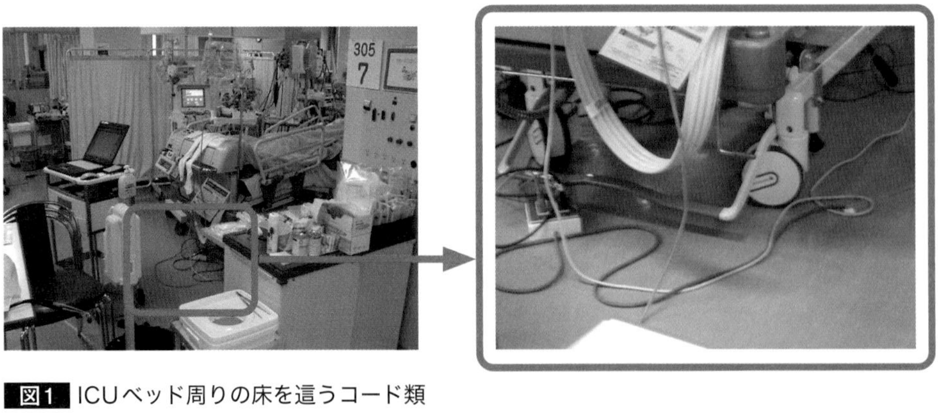

図1 ICUベッド周りの床を這うコード類

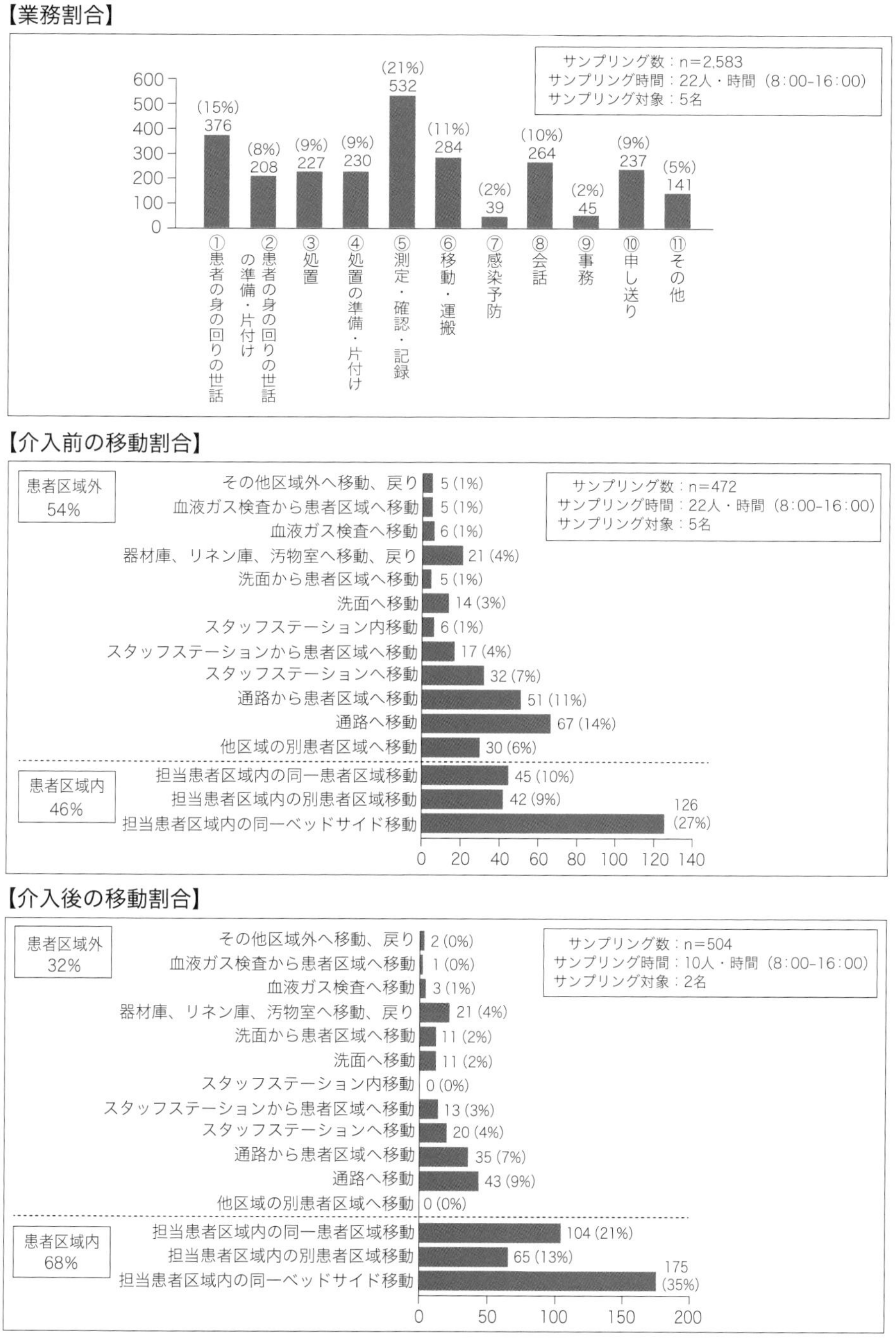

図2 A病院ICU日勤帯のワークサンプリング(2008年、筆者調べ)

などの条件でより高い診療報酬が加点されるようになったことから、ICUを広く改修する案件が増えてきました。

こうした背景のもと、ICUベッドはベッド上に居ながら下肢下垂の座位ポジションがとれるなど高機能化が進み、より高価格帯のICUベッドが普及し始めました。

その頃わたしは、「ベッドが高機能化され

れば、リハビリが進み、患者や看護師の負担が減り、ケア環境は良くなる」と信じていました。ベッドの販売が主業務だったわたしは、全国津々浦々、改修されたICUに忙しくベッドの納品を続けていました。ところが、希望通りベッドの機能は良くなっても、ベッド周りの環境が改善されない、あるいは高機能ICUベッドを導入したコンセプトが活かしきれていない、ということが少なからずあるということも同時にわかりました。

設備機器の課題とは何か？

改修されたICUのベッド周りの設備機器には、各施設に同じようものが見られるようになりました。それはベッド周りの電源や医療ガスを供給し、ベッドサイドモニタを搭載する「シーリングペンダント」と呼ばれるエネルギーサプライユニットです(図3)。

シーリングペンダントは、その名の通り天井から吊るされており、主に軸が複数ある水平バー（アーム）と、回転する垂直バー（カラム）の組み合わせで構成されたユニットです。改修をきっかけに、これまでの患者の頭後ろの壁からエネルギーを供給するウォールケアユニットからシーリングペンダントに変わる事例が多く見受けられました。安静臥床を良しとする時代であれば、ウォールケアユニットはスペースを最大限効率化したレイアウトとして優れていると思います。しかし早期離床のためのリハビリテーションが当たり前になってくると、背を起こし、端座位へ移行する患者に対し、ベッドサイドモニタとの距離、人工呼吸器の位置がどうしても遠くなってしまいます。患者とつながっている各種のコード類も、多くが患者の頭後ろに伸びて、床を這うような状況になってしまいます。これを解消するというコンセプトで、患者の離床とともに動かすことができ、さらにコードを床から浮かすことができて感染管理上も優れているということで、シーリングペンダントが普及し始めました(図4)。

こうしてわたしはシーリングペンダントの下にベッドを納めることが多くなってきたわけです。これまでのウォールケアユニットに比べ、患者の離床に合わせてベッドサイド

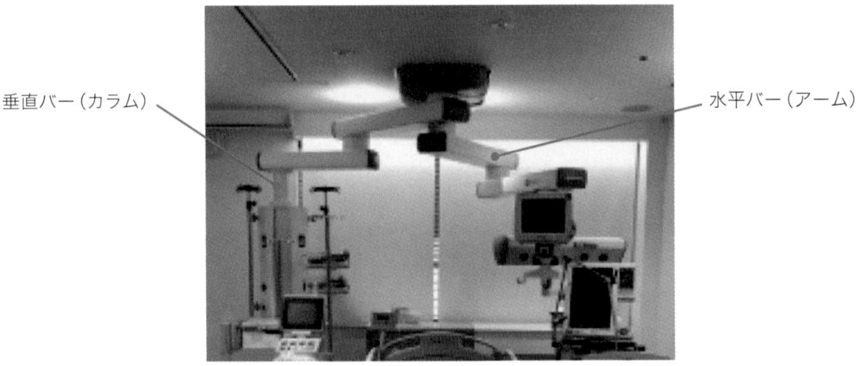

図3 シーリングペンダント

モニタや輸液、シリンジポンプが搭載されたカラムを動かすことができ、早期離床が促進できる環境が整いました。ところが、ベッド納品時に臨床スタッフとお話をすると、しばしば耳にする同じ言葉がありました。「こんなはずじゃなかった……」と。いったいどんな点が想定と違ったのでしょうか。

図面上はきれいに収まっているように見えるのですが、可動範囲は想像以上に広いという点です。実際に臨床スタッフが可動させてみると、「ICUの居室の壁にぶつかる」ということが1度や2度ではありませんでした。設計ミスがあったわけでも、施工ミスがあったわけでもありません。ちゃんと図面通り設置されています。シーリングペンダントも正常です。改修時は主に平面図と呼ばれる設計図でレイアウトを検証していくことになるわけですが、図面上では固定された状態のシーリングペンダントがプロットされています。図面を見慣れていない人にとっては、その大きさや軌道をイメージすることは容易ではありません。垂直部分のカラムに装備されているテーブルや引き出し、またIVポールが付いている場合はさらに空間占有面積は大きくなります。平面図からは立体的な大きさ、可動範囲をイメージすることが難しいがゆえに起こり得るギャップが課題の1つでした（図5）。

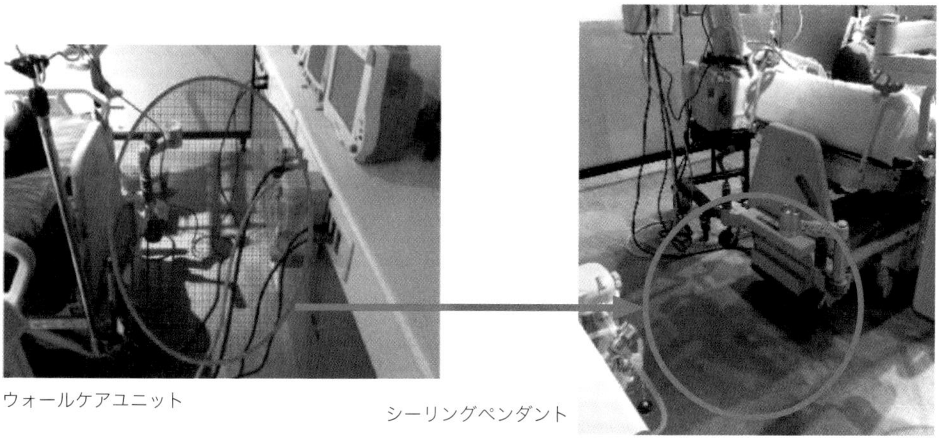

図4 ウォールケアユニット（左）とシーリングペンダント（右）の配線例
シーリングペンダントはコード類の取り回しをすっきりさせることができる。
（撮影：Medical Design Studio Tokyo：東京都文京区にて）

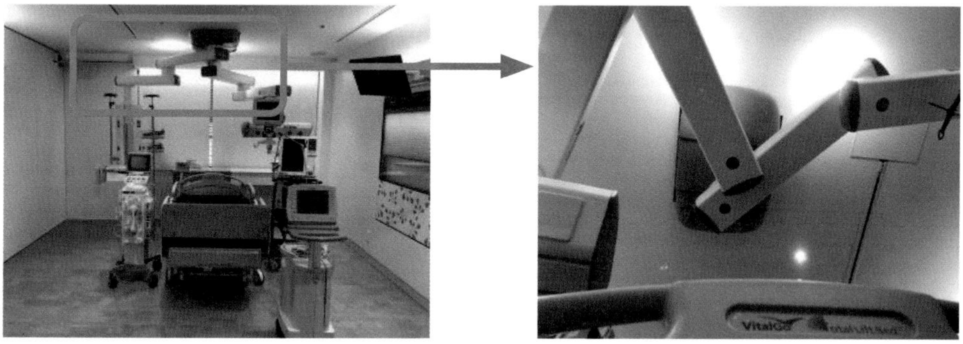

図5 正面からの視点（左）と患者からの視点（右）
患者の頭上にシーリングペンダントが設置されることもある。

コラムユニットのメリット、デメリット

現在、ウォールケアユニットではない、シーリングペンダントでもない、新たなエネルギーサプライユニットとして、コラムユニットがわが国で使用され始めています。コラムユニットとは、柱型のエネルギーサプライユニットで、床から天井まで1本の柱のように固定されていることが特徴です(図6、➡)。

可動できないことはデメリットなのか?

発売当初は、重症度の高い部屋はシーリングペンダント、コラムユニットは軽症患者が対象、といった定義付けがされていたようなところがありました。すなわち動かすことができないコラムはシーリングペンダントより機能的に劣る、という認知です。ところが導入数が増えるにつれて、動かないことが、実は臨床上も価値が高い(メリットが大きい)ことであるということが明らかになってきました。

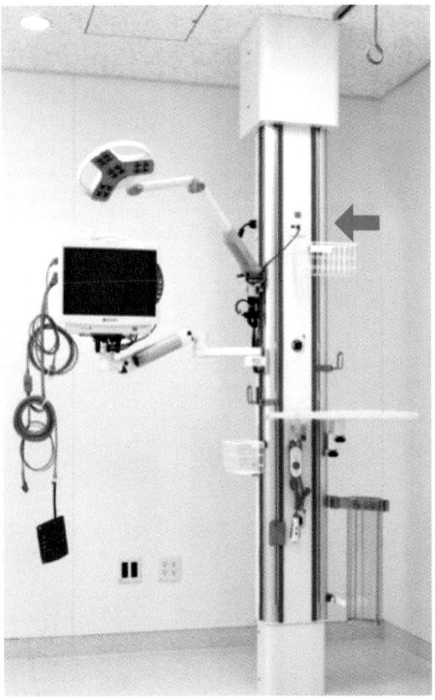

写真提供:パラマウントベッド株式会社

図6 コラムユニット「プルゴ」

まず、コードが床を這いにくい環境を作ることが容易です。コラムの位置は変わらないため、ベッドとの距離、コードの長さが一定となり、管理しやすくなるからです。次に、柱型のため埃のたまりやすい水平部分がほとんどありません。また床から天井付近まで本体部分が広いためコラム1本で十分なエネルギー供給が可能です。それだけ省スペースで済むため、ケアスペースを広く取ることができるのです。

さらに、医療ガスアウトレットや電源、ベッドサイドモニタ等、これらが常に同じ位置にあるということは、看護ケアの標準化につながっていくということになるというのです。看護ケアのルーティン部分のばらつきをなくしていくことは、医療の安全性を高めていくうえでも非常に重要な要素だからです。コラムユニットを導入したある病院では、看護ケアの標準化のためにベッドサイドモニタ、人工呼吸器、血液浄化装置の位置がどの部屋も意図的に同じように配置されています。そのうえで、患者のリハビリに合わせてベッドの向きを縦から横向きに変えるなど、ケアに合わせてベッドの向きをフレキシブルに変えることも行われています。ベッドの向きを変えてもコラムの位置は常に同じなため、医療ガスアウトレット、電源、ベッドサイドモニタの位置は同じです。

一方、コラムユニットは一度設置すると工事なしでは動かすことができないため、設置には十分注意が必要です。事前に設置する場所をしっかりとシミュレーションする必要があります。納入後数年が経過し、「もっと違う位置にあればよかった」という意見をもたれる臨床スタッフが出てくるかもしれません。シーリングペンダントでも、コラムユニットでも、私たち設備機器を提供する側は、ケアを理解し、各設備機器のメリット、デメリットを臨床スタッフと共有し、事前にしっかりとシミュレーションすることが肝要だと思います。

生命維持装置が必要不可欠なICU環境下において、患者は、おそらく人生で最も非日常的な空間で過ごさなくてはなりません。私たちはICUにおいてもできる限り住み慣れた自宅のようなケア環境にできないか、考えています。患者に強く治療を想起させる環境はできる限りなくしていき、臨床スタッフと患者双方にとって快適な空間にできないか、考えています。

おわりに

この10数年、ICUのケア環境は早期離床を実践しやすい環境へと変化してきました。コロナ禍を経験し、今後のICUのベッド周りのケア環境はもっと変わっていくことが予想されます。IT化が加速し、アセスメントの質をよりいっそう高めていくことになると思われるセンシングデバイスが開発されていくことになるでしょう。PADISガイドラインとしてImmobility、Sleepの2つのテーマが加わったように、これから私たちが実現しなければならないと考えているのは、患者の睡眠の質を高めるケア環境の創造です。設備機器をより進化させて、理想のケア環境に近づけていけたらと思っています。

執筆後記

このたびは大変貴重な執筆機会をいただき誠にありがとうございます。今回は、ICUの理想的なケア環境について、設備機器の観点から述べました。設備機器は、ほかにもいろいろな種類があり、それぞれメリット、デメリットがあります。設備機器の設置には工事が伴い、その多くが病院の建て替えや病棟改修の中で行われると思います。医療と建築という異なる業界の専門家同士、限られた設計期間の中で、共通認識をもって設備機器を選定し、議論していくことは容易ではありません。ICUケア環境における課題はまだまだたくさんあると思います。あらためて設備機器のメーカーが果たす役割は大きいと思っています。

引用・参考文献
1)Schweickert WD, et al. : Early physical and occupational therapy in mechanically ventilated, critically ill patients : a randomised controlled trial. Lancet. 373 (9678) : 1874-1882. 2009.

column 2

ICU造営時に立ちはだかる“障壁”と解決へのヒント

～医療現場スタッフの実際の声から～

ICUを実際に使用する現場で働くスタッフや関係する多職種の方々は、せっかく「いち」から造るのだから、資金をはじめさまざまな限界や制限はあるものの、自分たちとICUで医療を受ける人々によって、少しでもよい環境にしたいと思うのは当然至極です。しかし、現実にはさまざまな障壁が立ちはだかっているようです。このような事柄の中には、ちょっとした思考・姿勢・行動変容と工夫で改善できるものも少なくありません。

本コラムでは、これまで実際に耳にしたことがあるケースをご紹介します。

さまざまな“障壁”の例

1. 具体的なコンセプトや要望を医療者が事務担当者、設計・建築担当者に伝える機会がない

「具体的な環境デザインに関与する以前に、整備計画の概要やスケジュール、設計の内容などに関して、実際に現場で患者のケアにあたる医療従事者に入ってくる情報が限定的で、事務部門や設計・建築関係者との情報量や情報内容とギャップがある」

2. 要望を聞くタイミングが遅い

「ご要望を反映するためにはこれまでの打合せでの決定事項を大きく変更しなければならないが、残念ながら今からそのような変更を加えることはできない」と設計・建築関係者に跳ね返された。

要望すると、承認のサインが記載された図面を見せられながら「先日のワーキングの際に○○先生から承認をいただいております。変更は不可能ではないですが、コストが……」と言われた。

3. 設計・建築関係者が使う言葉や図面の記号などがわからない

「そもそも図面を見慣れていなくて、ドアが内開きなのか、引き戸なのか、壁なのか、窓なのかすらわからない」

4. 現場を知らない人が設計している

「彼ら(＝設計・建築関係者)はICUで実際に行われているケアについてあまりわかっていないようだ」

4の声は非常に多いため、例を挙げてみます。

● 重症患者の通路の扉が狭い

個室や通路の扉の開口寸法について、医療者が「狭くないですか？」と訊ねたところ、設計者から「大丈夫です。ベッドが通れる幅は確保できています」との返事が返ってきました。できあがってみると、確かにベッドは通れますが、ベッドしか通れません。重症患者を搬送するベッドの周りには、患者を見守る医療者やバッグバルブマスクを揉む医療者もいれば、患者につながる補助循環やそれを監視しながら運ぶスタッフがいることが想定されていないのです。

● **手洗い台の位置が悪い**

手洗い台の位置が不適切で、清潔区域と不潔区域が区別できず困るということはしばしば聞きます。しかし、排水管の設置を変えることは困難であり、変更できないことが多いです。

● **コンセントの数が足りない**

ICUでは、人工呼吸器や補助循環など、タコ足配線ができない医療機器が多いのに、コンセントの数が足りないことが多くあります。また、シーリングペンダントにはコンセントが複数あるけれど、壁側になく、透析など他の機器の電源確保に困ることも多いです。

このように、医療従事者と設計・建設関係者との間でのコミュニケーションエラーの結果、「後から問題に気づいたが、もうリカバーできないというのであきらめた」や「完成後に問題に気づき、どうしても困るからと訴えて直してもらったが、とんでもないコストがかかってしまった」となるのです。

「通訳者の存在」と「情報の可視化」が重要

このような残念な結果にならないために重要なのは、やはり関係者間での相互理解ではないでしょうか？

そのためには、医療従事者と設計・建築関係者の間に入ってお互いの言葉をお互いが理解できるように変換できる「通訳者」が必要になります。多くの経験を蓄積している医療従事者からのアイデアを設計・建築関係者に正確に伝えることができれば、設計・建築のプロからはその実現のためのさまざまなアイデアが提示されます。

そして通訳者と同じくらい重要なこととして、「情報の可視化」も必要です。

言葉はもちろん、文字や図面などの2次元の情報だけでは、空間という3次元の世界を正確に表現することは困難です。しかし、図面が読めるようになると、完成形が具体的にイメージできるようになり、またクリアしなければならない課題も見えてきます。具体的に見えれば、それぞれの専門性に裏打ちされたさまざまなアイデアが浮かんでくるでしょう。

ぜひ、このように通訳者を置き、プランやアイデアを可視化することで円滑なコミュニケーションを実現し、各々が持てる専門性を最大限に発揮することで、安全・快適で機能的なICUデザインを実現してほしいと切に願います。

（道又元裕）

多職種で理想のICUデザインを描く
～臨床工学技士の視点から～

神谷敏之
医療法人徳洲会 南部徳洲会病院 臨床工学部

Summary

集中治療室(ICU)では濃密な診療体制に加え、集中治療に必要なモニタリング機器や生命維持管理装置などの高度診療機器を設備しています。その治療効果を最大限に発揮・提供するには、それらを使用する「環境・設備(空調／病室面積／電気／給排水／医療ガス／患者管理システムなど)」の整備は必須であり、もちろん理想のICUデザインを描くうえでも重要な項目の一つです。

Point

- □ ICU施設基準 □ 空調設備 □ 病室面積 □ 電気設備 □ 給排水設備
- □ 医療ガス設備 □ 医療機器の配置 □ 患者管理システム □ アメニティの向上

はじめに

臨床の現場で患者へ安全でよりよい医療を提供するためには、医師や看護師の他、コメディカル(臨床工学技士(以下CE)、理学療法士、管理栄養士、薬剤師など)、および事務職員も含めた多職種間での連携が必要不可欠です。そのため、「理想とするICUの環境」をデザインするためには、各職種の理想(意見)を総括し、設備基準や各規程を遵守したうえで、理想と現実がかけ離れないようにする必要があります(図1)。

本項ではCEの視点から、理想のICUの環境をデザインするために必要な「環境・設備」について焦点を置きながら概説します。

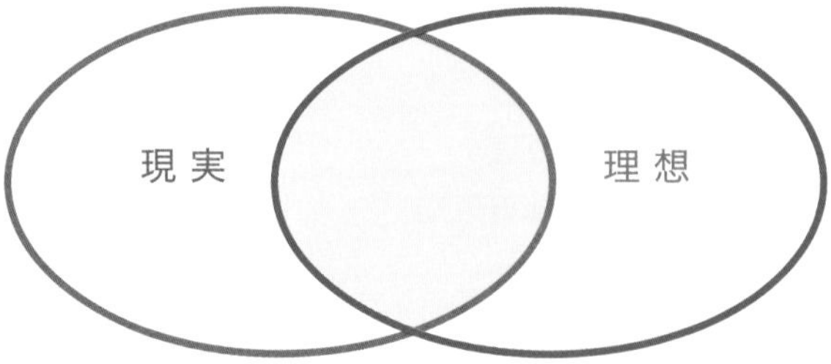

図1 理想と現実

㊀ ICU環境・設備

厚生労働省より診療特定入院料・加算に関して、ICUの種類や対象患者、施設基準などが定められているため、この施設基準を最低限満たすことが必要であり、空調、病床面積、電気、給排水、医療ガス配管などに加え、人工呼吸器などの医療機器の配備が求められます。また、ICUは高度先進医療を提供する場所であることからICT化が進んでおり、患者管理システムの活用も必要不可欠なものになっています。

1 空調設備

ICUには易感染性の重症患者が入室しており、患者自身が感染源ともなり得ることから、換気条件や清浄度などに配慮することが必要とされています。

❶厚生労働省：当該領域はクリーンルームであること（明確な規定はなし）
❷日本医療福祉設備協会：ICUは準清潔区域クラスⅢに該当
❸日本集中治療医学会：ISO（国際標準化機構）基準によるクラス7、NASA基準によるクラス10,000～100,000程度

しかし、室内の空気清浄度を上げることにより感染発生頻度が減少するという直接的な証拠はなく、より空気清浄度を高めるためには、HEPAフィルタなどを組み込ませた大規模空調設備が必要となります。しかし、導入・維持には過大なコストを要するため、ICUの新設・増設時において大きな障壁となっています。

日本集中治療医学会の集中治療部設置のための指針においては「HEPAフィルタ設置により手術室同等の空気清浄度を保つ陽圧個室と空気感染症にも対応可能な陰圧個室、あるいは陽圧と陰圧を切り替えて使用できる個室を集中治療部内に適正数配置することが望ましい」とする文言に2022年改訂版より置き換えられています。

国外（米国やインドなど）でも同様なことが求められており、今後の理想とするべきだと考えます。

2 病室面積

病室面積においては、「1床あたり内法20m^{2}以上（特定集中治療室管理料1・2）」と記載されており、縦5m×横4mで約12畳程度の広さとなります。

ICUでは生体情報監視装置や輸液・シリンジポンプをはじめ、生命維持管理装置（人工呼吸器・持続血液浄化装置・ECMO・IABP）など多くの医療機器が使用されます（**図2**）。

また、隔離室などには前室も必要となるため、さらに1床あたりの場所を広く確保しなければならず、大部屋環境よりも個室環境が望まれる風潮もあることから、設計段階から十分な広さを確保する必要があります。

3 電気設備

厚生労働省のICU電気設備に関する施設基準では「自家発電装置を有している病院である」となっており、細かい規定までは明記されていません。しかし、ICUでは多くの医療機器が使用されるため、高レベルの電源設備を備えておく必要がある場所です。

日本集中治療医学会による「集中治療部設置のための指針」[3)]では電源設備は細かく規定されています。その中でもとくに知っておいてほしい、①非常用電源、②電源容量について以下に示します。

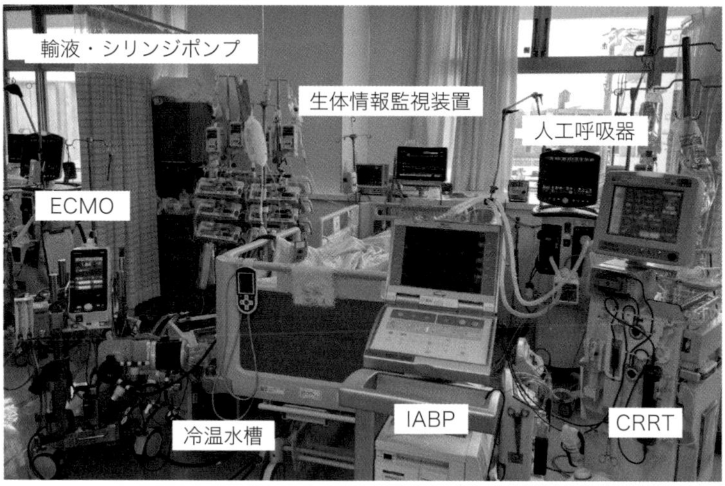

図2 重症患者治療中の様子

1 非常電源

前述の指針では、非常電源について以下のように示されています。

「集中治療部に供給される電力は他部署とは独立していなければならない。電力は、主力電源を幹線から集中治療部内の主配電盤に接続し、遮断回路のパネルに接続された分電盤を通じて集中治療部内へ分岐回路から配電すること。主配電盤は停電時の瞬断に対応した系統別の非常用電源(一般非常電源、特別非常電源、無停電非常電源)に接続されていなければならない。」[3)]

非常電源とは、何らかの原因で電力会社からの電力供給が途絶えた場合でも、自家発電装置を用いて電気を供給する電源を示します。

非常電源であることを示すコンセントの色は「赤色」となっており、一般電源の「白色」と異なります。

非常電源の種類は、一般非常電源、特別非常電源、無停電非常電源があり、それぞれ電圧確立時間および最小連続運転時間が異なります(図3)。

注意しなければならない点として、非常電源に接続していても、一度は電源が落ち停電してしまうことです。ICUでは、生命維持管理装置など使用される多くの医療機器に内部バッテリが搭載されているため、非常電源に切り替わる間も停電することはありませんが、手術灯や生体情報セントラルモニタ、電子カルテPCなどバッテリが搭載されていない場合、電源が落ちて停電してしまいます。この停電を防止するためには、無停電非常電源または無停電電源装置が必要となります。無停電電源装置は、UPS(uninterruptible power supply)やCVCF (constant voltage constant frequency)と呼ばれており、いわば内部バッテリの役割を果たします(図4)。

無停電電源装置は、電力遮断時にデータなどのバックアップを取るための時間確保が目的であるため電力供給時間に限りがあり、早急に一次側(無停電電源装置に電力供給する)を復旧する必要があります。これらの装置によりICUでは停電が非常に起こりにくく、電力供給の復旧が早い環境を作ることが理想です。

2 電源容量

1つのコンセントからいくつもの医療機器を使用することはできません。各コンセント群には使用できる電力が決まっており、その電力のことを電源容量といいます。

容量を超えて使用すると、感電や火災などを未然に防ぐためブレーカーが作動し、電力供給が遮断されてしまいます。

密度の高い医療が行われる場合には、30Aの電源容量でも十分でない可能性があるため、事前に使用する医療機器の消費電力を把握し、十分な電源容量を確保、さらに使用する医療機器を適切に分配・配置する必要があります(表1)。

4 給排水設備

ICUでは、給排水に関する特別な規定はありませんが、緊急透析などの血液浄化療法も実施されるため、ベッドサイドには給水口・排水口(図5)を設置し、個人用透析監視装置や軟水装置などが簡便に使用できることが理想です。

5 医療ガス、吸引設備

中央供給方式の酸素や圧縮空気および吸引などの設備は、「医療ガス配管設備(JIS T7101)」に準じて設備・管理を行う必要があります。

医療ガス設備には、供給装置や遮断弁のほ

種　類	立ち上がり時間	連続運転時間	色
一般非常電源	40秒以内	10時間	赤
特別非常電源	10秒以内	10時間	赤
無停電非常電源(UPS含む)	無停電	10時間(UPSは10分)	緑

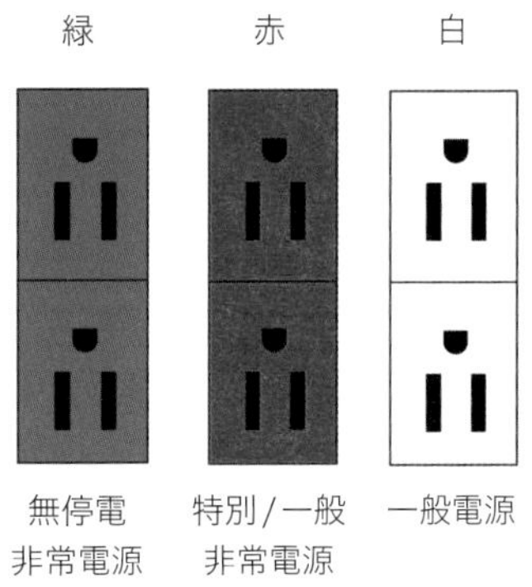

図3 非常電源の種類

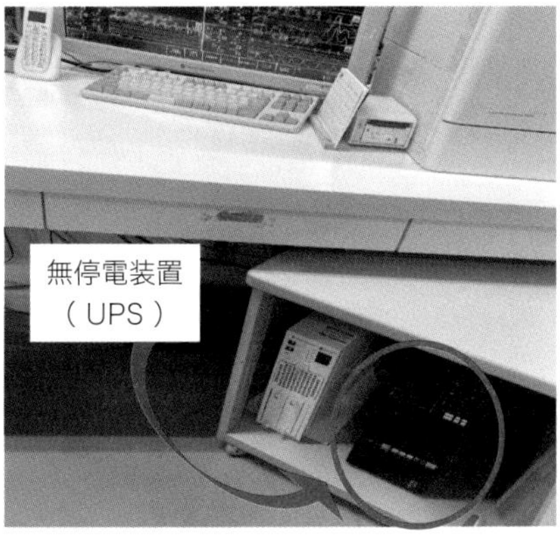

図4 生体情報セントラルモニタでの使用例

- 生体情報監視装置
- 輸液ポンプ：2台
- シリンジポンプ：6台
- 人工呼吸器
- IABP
- CRRT
- ECMO
- 体外循環用冷温水槽

→ 最大消費電力 46.6A

表1 ICUでの最大消費電力確認例

か、アウトレット(配管端末器)も含まれます。ICUでは酸素療法(高流量鼻カニューラ含む)・人工呼吸器・ECMOも実施されるため、酸素アウトレットを3か所以上(酸素流量計・人工呼吸器・ECMO)、圧縮空気2か所以上(人工呼吸器・ECMO)、吸引2か所以上を、ベッドの両側からアクセスできる場所に設置しておくことが理想です。

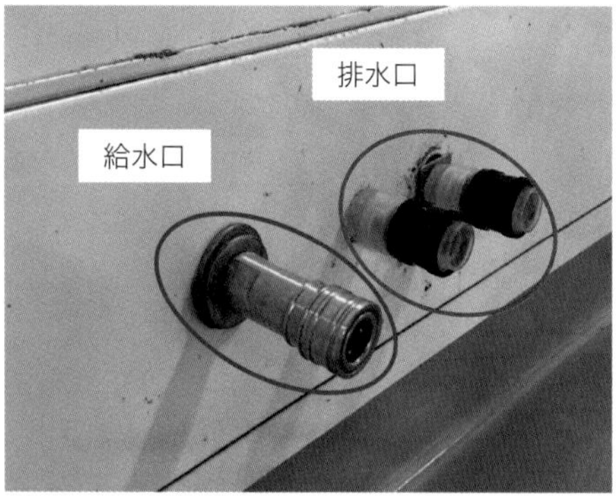

図5 給排水口の設置

6 医療機器の配置

厚生労働省のICU施設基準においては、救急蘇生装置(気管内挿管セット、人工呼吸器など)と除細動器をICU内へ常備し、呼吸循環監視装置や心電計などは医療機関内に備え、必要な際に迅速に使用でき、緊急の事態に十分対応できる場合はICUへ常備していなくてもよいとされています。

表2、**3**に示す各種医療機器は、ME機器管理室などにおいて臨床工学技士により一元的に保守管理する体制が構築されていることが必要で、医療機器保管庫の場所・広さ・電源設備も考慮しながら整備することが理想です。

7 情報管理システム

現代医療においては、ICT (information and communication technology) 化も進んでいます。その代表として電子カルテシス

① 生体情報監視装置	⑥ 簡易血糖測定器
② 救急蘇生装置	⑦ 心電計
③ 人工呼吸器	⑧ 輸液ポンプ・シリンジポンプ
④ 除細動器	⑨ ポータブルX線撮影装置
⑤ 血液ガス・電解質分析装置	⑩ 小外科セット

表2 ただちに使用できる状態が必要な機器

① 急性血液浄化装置	⑧ 体温冷却加温装置
② 体外式ペースメーカ	⑨ 低圧持続吸引器
③ 心拍出量測定装置	⑩ 血液加温器
④ 気管支鏡や上下部消化管内視鏡	⑪ 電気メス
⑤ 超音波診断装置	⑫ ECMO装置
⑥ CT・MRI装置	⑬ IABP装置
⑦ 脳波計	

表3 院内で適切に配置されることが必要な機器

テムがあり、医療機器から得られる患者情報(バイタルサインや各検査結果など)を電子カルテへ連携させることにより、院内どこからでも患者情報を確認・共有することが可能になります。各種医療機器と電子カルテを接続し患者管理システムと連携させる場合、事前に連携の可否および機種の選定も含め検討しておくことが理想です。

また、アラーム履歴の集積が可能なシステムなどをスタッフ教育に活用することにより、アラーム管理体制の向上に努めることも必要です。

新型コロナウイルス感染拡大に伴う面会制限をきっかけに、ICU内でも携帯電話やタブレットを用いたリモート面会などが増加しています。これら電子製品のほかLED照明・離床センサ・ナースコールなど電波利用機器の使用拡大による電波トラブルの防止のため、電波利用安全管理委員会と連携し、医療機関における安心・安全に電波を利用する手引きに沿い、院内の電波管理体制を確立することが理想です。

アメニティの向上

多くの医療機器に囲まれている圧迫感や、設置における負荷を軽減するため、電源供給源および機器固定部を縦型コラムに集約するなど、煩雑になりがちなクリティカルケア空間を立体的に再構築することにより、医療機器の視認性・操作性の向上が図れます。最終的には、災害時(訓練も含む)も考慮したアメニティをデザインすることが理想です。

おわりに

理想的なICUをデザインするためには、ハード面(空調設備・病床面積・電気設備・給排水設備・医療ガス設備など)の充実化が必須となります。どんなに優秀な医師や高度な医療機器が配置されていても、ハード面の充実化が図られていなければ、適切な治療を提供することができません。

そのため、ハード面とソフト面が共有する職種である臨床工学技士の参画により、理想のICUのデザインを描くことが可能です。また、臨床工学技士においても施設管理の重要性について、今一度認識を深めていく必要があります。

執筆後記

今回、「わたしが理想とするICUの環境とデザイン！」の内容で執筆依頼を頂いた際、頭の中で理想のICUを沢山デザインでき楽しかったのですが、実際どれも現実離れし妄想で終わってしまい何を伝えるべきなのか悩みました。冒頭でも述べさせていただいたように、理想を現実の物として創り上げるためには、当然のことではありますが理想と現実がかけ離れないようにすることが必要であり、CEとして伝えるべきは、理想のICUをデザインする際に必要な「環境・設備」だと思い書かせていただきました。どちらかというと現実寄りの内容じゃない？と思う方もいらっしゃるかと思いますが、私の始めの様に妄想で終わらせないためにも、皆様がこれから理想のICUをデザインし現実の物として創り上げていくためにも重要な項目ですのでしっかり押さえていただけると幸いです。

引用・参考文献

1)厚生労働省．参考　令和4年度診療報酬改定項目の概要．https://www.mhlw.go.jp/content/12404000/000969283.pdf（閲覧日：2023年1月）

2)一般社団法人日本医療福祉設備協会：一般社団法人日本医療福祉設備協会規格 病院設備設計ガイドライン（空調設備編） 病院空調設備の設計・管理指針 HEAS-02-2013．一般社団法人日本医療福祉設備協会，2013．

3)一般社団法人 日本集中治療医学会 集中治療部設置基準検討委員会：集中治療部設置のための指針　2022改訂版．https://www.jsicm.org/publication/pdf/ICU-kijun2022.pdf（閲覧日：2023年1月）

4)厚生労働省 医療安全対策検討会議 集中治療室（ICU）における安全管理指針検討作業部会：集中治療室（ICU）における安全管理について（報告書）．https://www.mhlw.go.jp/shingi/2007/04/s0401-1.html（閲覧日：2022年1月）

5)日本産業標準調査会：JIS 医療ガス設備 JIS T 7101：2020．日本規格協会，2020．

6)日本工業標準調査会：JIS 病院電気設備の安全基準JIS T 1022：2018．日本規格協会，2018．

7)日本工業標準調査会：医用差込接続器 JIS T 1021：2019．日本規格協会，2019．

8)電波環境協議会：「医療機関において安心・安全に電波を利用するための手引き（改訂版）」等の公表について．https://www.emcc-info.net/medical_emc/info20210700.html（閲覧日：2022年1月）

9)上岡晃一：え？知らないの？ ICUの電気設備．INTENSIVIST, 7（2）：418-422, 2015．

10)上岡晃一：え？知らないの？ ICUの医療ガス設備．INTENSIVIST, 8（1）：226-229, 2016．

PICS予防につながるICU空間とは
～理学療法士の視点から～

後藤　圭、鈴木裕也
社会医療法人 製鉄記念八幡病院 リハビリテーション部

Summary

ICUで行う早期リハビリテーション(以下、リハ)の一番の目的はPICSの予防・改善と考えられます。近年は早期リハビリテーション加算などが設けられていますが、それでもICUでリハを行うことに高いハードルを感じる施設も多いと思われます。

今回は、ICUでリハを始める文化を芽生えさせるためスタッフ同士のコミュニケーションに役立つと思われる環境から、実際にPICSを予防するため、早期離床が行いやすい環境、せん妄や認知症、精神機能障害を起こさないために考えたICUそのものの空間についての理想を述べます。

Point

□ PICS、コミュニケーション　□ 早期離床　□ ストレス軽減　□ 認知刺激

はじめに

私たちリハスタッフがICUにおいて求められる役割は、集中治療後症候群(post intensive care syndrome：PICS)の予防・改善を目的とした早期離床・早期運動療法であると考えます。Schweickertらが ICUにおける早期理学療法・作業療法の効果を報告してから本邦でもICUにおける早期リハの実施が加速し、日本集中治療医学会を中心に早期リハビリテーションエキスパートコンセンサスが2017年に発表されました。

この流れを受けて、2018年には診療報酬上でも「早期離床・リハビリテーション加算」が新設され、ICUでの早期リハ介入は国を挙げて取り組むべき事項として認識されました。そのため、ICUでリハスタッフが重要視されていますが、まだ歴史は浅く、実際にリハスタッフがICUチームの一員として活動している施設は少ないと思われます。

ICUでリハを実施するうえでリハを行う文化がない、スタッフとのコミュニケーションが十分でない、物品が少ない、ICUのベッドでは離床しにくい、せん妄・認知機能障害が強いためリハを開始できないなどの問題が多いようです。また、とくにICU独特の雰囲気は患者に緊張感を与え精神的なストレスを感じることが多い印象があります。

今回、上記のような問題点に対し、環境面から改善できるような理想のICU環境を提案します。

コミュニケーションをとって仕事がしやすいように：オープンスペースの利用

ICUでリハを実施するうえで一番大きな障壁となるのは、医師や看護師とのコミュニケーション不足から起こる治療目標の不一致ではないかと思われます。

ICUに入室する患者はさまざまな症状を呈し、その治療には多様なデバイスを用い、多職種それぞれの専門知識や技量が必要となります。それぞれの職種が連携し、同じ目標に向かって最大限の力を発揮するためにはお互いの連携がとても重要になるのです。

PICSが提唱された近年、早期からリハが必要なことは浸透してきましたが、ICUでリハが必要だと感じていない医療者も依然として多いです。リハスタッフ自体もICUに行く機会が少ないこともあり、お互いが十分にコミュニケーションを取れている施設は少ないのではないかと思われます。ICUのリハでは特殊なことをする必要はありませんが、特殊な環境であるがゆえにリスク管理に人の目と知識が求められ、マンパワーが必要な環境です。そのため、お互いがコミュニケーションを深めるために院内にオープンスペースを作ることが有用ではないかと考えます。

ICU内では刻一刻と変わる病態に対応するため業務中にしっかりとしたコミュニケーションを取る時間がないことはよく経験します。そのため、昼休憩時等に利用しやすいオープンキッチンやオープンカフェなどの設置がよいと考えます。これらの共有スペースは大手企業でも取り入れられており、部門の違う社員間のコミュニケーション増加に効果があるとされています。ただ、狭くて無機質なただの休憩室では利用者は少ないと思われるため、インテリアにこだわった利用したくなる空間であることが理想です。このように仕事中には難しいが休憩時間を利用し、共有スペースでお互いのコミュニケーションを取れることが効果的ではないかと考えます。

離床しやすく、機材が整っている

1 ICUベッド

病室の中で早期離床を行ううえで一番大切なのがベッドだと考えます。現状、ICUで行われるリハでエビデンスがあるものは筋力の改善、起立・歩行機能等の身体機能改善[1) 12)]です。

このアウトカムを有効にする介入は可及的早期から端座位以上の離床を行うことですが、すべての患者にいきなり積極的なリハを開始できるとは限りません。人工呼吸器や持続的血液濾過透析、心電図にサチュレーションモニタ、上下肢・頸部からの動・静脈注射などさまざまなルートがあります。また、鎮静薬の影響、脳へのダメージにより意識レベルが低いこともよく見られます。病態的に禁忌でなければ離床は早期から取りかかるべきですが、上記の問題があるとマンパワーも必要であり、リハスタッフ以外の協力が得られない場合、端座位以上の練習は困難なことが多いです。

このような場合に、ベッドがティルトテーブル(**図1**)のように起き上がれるのは、臥床状ルートやデバイスの移動も最小限で済み、マンパワーもかけずに離床が進むと考えます。

重力負荷をかけることで立位時間の延長による身体機能改善[4]、立位刺激は脳活動の賦活が期待[11]できるのではないかと考えています。

意識レベルが改善してくると能動的な座位練習から起立練習と離床が進んでいきますが、ここで意外と困ることがベッドの高さです。ICUでは処置が多く、ケアのやりやすさからかベッドは高めに設定されていることが多いです。そのため端座位になったときに足がつかずに処置用に使われている足台を引っ張り出してくることが多くなります。リハが進んできた患者であれば低床になるベッドがよいと思われます。

その他、リハ中に困ることとしては、一度端座位になってしまうと患者から手を離すことはできないため、いざ血圧を測定しようとしてもモニタのスイッチを押すことができないことを経験します。常時看護師が付き添っていただけるのであれば問題はないですが、最も人手を必要とする起き上がりが終われば看護師も自身の業務に戻られることもあります。結果人手が足りなくなり、リハ時間が短縮してしまうことも今まで経験してきました。そのため遠隔でモニタを操作できるリモコン、もしくは音声操作が可能であればとても便利に感じます。

端座位練習から起立練習、歩行練習と進める中で私が問題と感じることは患者の介助の仕方です。介助自体は可能ですが、できるだけ患者の自立を促したいため可能なら平行棒のように両側に手すりがあり、かつ前から介助しやすい手すりがベストだと考えています。移動可能な平行棒もありますが、大変重量があり場所もとるためICUに常設することは現実的ではありません。また、必要なときに手軽に取り出せないため私の理想は床に収納可能であり必要時にいつでも取り出せる物があればとても便利だと感じます。しかし現実には収納困難で、衛生面でも問題があります。歩行練習は行いにくくなりますが、代用としてベッド柵がL字(図2)になるタイプが手すりとしては現実的です。開閉式のベッド柵は多くの商品が片側しかないため対側には介護用品の「たちあっぷ」(図3)などがあれば両側に手すりが使用可能で便利に感じます。

2 ICUベッドサイドの環境

ICUベッドサイドの機器として患者自身の靴がないことを多く経験します。ICUに入室を要する多くの方は救急車で運ばれ、急ぎで

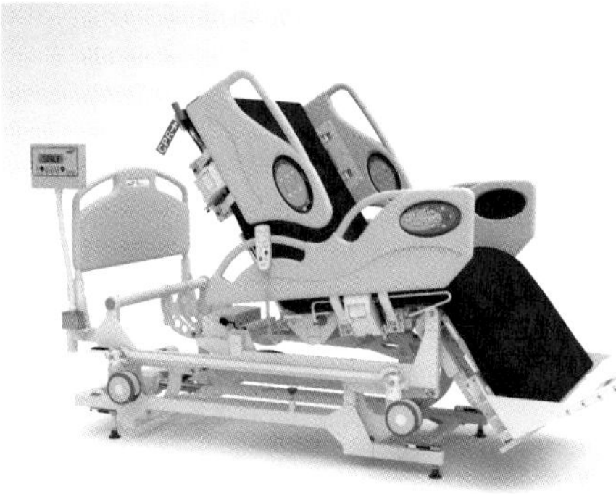

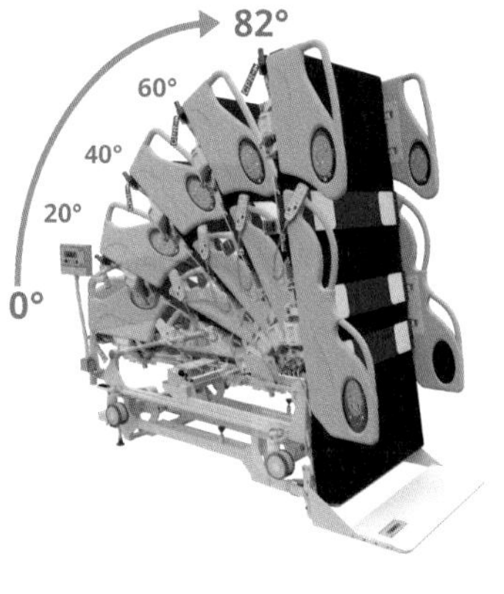

図1 トータルリフトベッド(Vital Go Inc.社製)

写真提供：パラマウントベッド株式会社

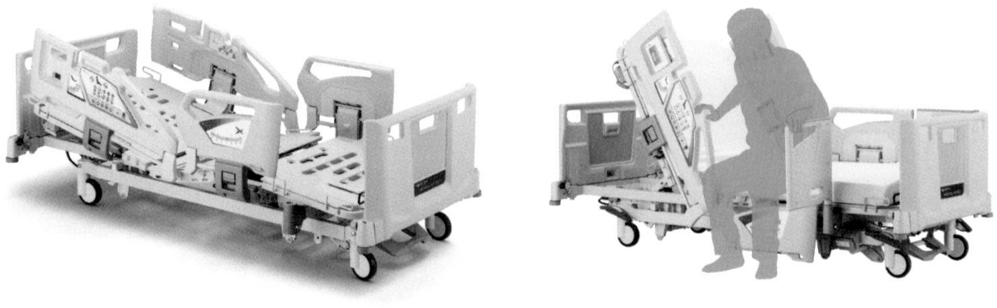

図2 ベッド柵がL字になるタイプ「アリウスシリーズ ICU」　写真提供：パラマウントベッド株式会社

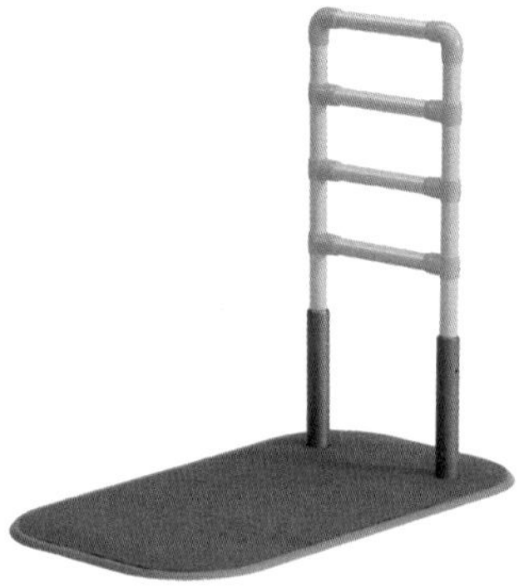

写真提供：矢崎化工株式会社

図3 床置き型手すり「たちあっぷ」

必要なものを持ってこなければいけないため靴の持参を忘れることが多いのです。しかし、離床するときに裸足では不衛生かつ怪我にもつながります。そのためベッドの中に収納できるような靴があれば、いざというときに取り出せるので便利だと感じます。

その他、端座位になると患者の口から流涎することが多々あります。ティッシュは持ってこられていることが多いのですが、ティッシュを置いてあるオーバーテーブルが近くにあるとは限らないので、これもベッドに収納できたらすぐに取り出せて楽だと感じます。さらに、ベッド1台につきタブレットを常設してほしいものです。具体的な用途としては患者のリハ状況撮影、家族とのリモート面会での使用、面会が可能になれば紙ではなくタブレット上でICU日記の作成も可能になります。

患者のリハ状況の撮影は実際の身体機能の回復も目に見えて把握しやすく多職種での情報共有がしやすいでしょう。そのためカルテシステムへの連動ができればより便利です。また撮影した写真や動画を日々の日記として使用すればPICS、PICS-Fの予防にもつながり[7)]、家族も治療に参加しやすくなります。

3 ベッド上トレーニング

意識レベルが上がってくるとリハの実施を拒否されていく患者が増えることはよく経験します。重症の患者であるため仕方のないことですが、運動量が減少するとPICSのリスクも増加します。

その場合、筋力の維持に少しでも関連するものとしてIn bed mobilityが挙げられます。早期からのIn bed mobilityで身体機能に関連が見られたとの報告[10)]もあり、離床できない場合もベッド上でトレーニングを行うべきだと考えます。

ベッド上のトレーニングは徒手による抵抗運動や患者自身による自動運動でも実施可能ですが運動負荷が不安定となったり、誤った運動方法となり効果が減少することもあります。

それらの予防のためにベッド上でのマシーントレーニングが勧められます。他の報告でよく見られるものではベッド上での自動のエルゴメータ（**図4**）での報告[2)]が多いです。本報告では退院時の6分間歩行の改善などが認められており有害事象もないため安静臥床を続けるよりも効果的です。

その他、多い報告では下肢のNMES（電気刺激療法、**図5**）の使用が見られます。『日本版敗血症診療ガイドライン2020』では標準治療として行わないことを弱く推奨していますが、早期からの栄養療法とNMESを組み合わせた研究では筋肉量の改善が見られたとの報告もあり[8)]、対象を選定すれば有用な可能性が示唆されており、機材室に常備しておいてよいと思います。

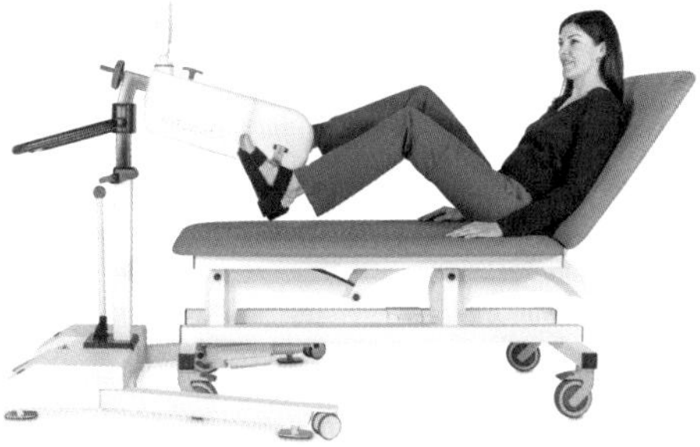

写真提供：インターリハ株式会社

図4 EnableMe「MOTOmed®」

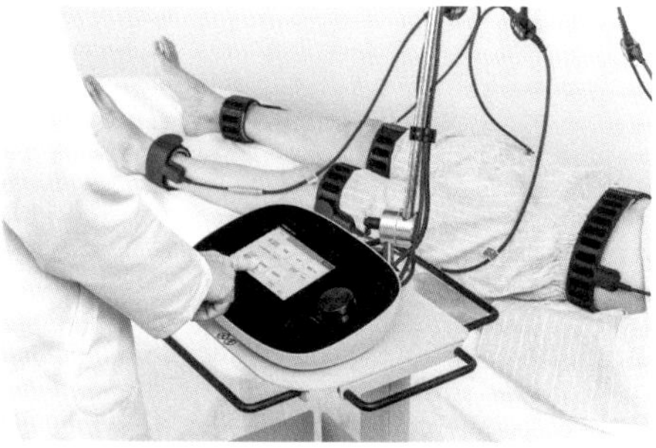

写真提供：アルケア株式会社

図5 総合治療用電気刺激装置「G-TES」

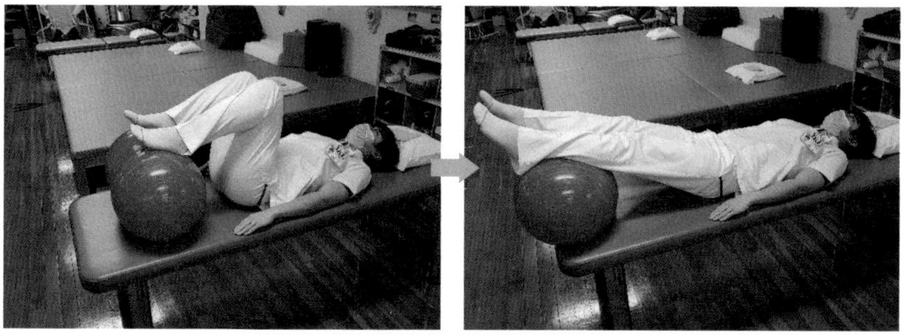

図6 セラボールを用いた運動

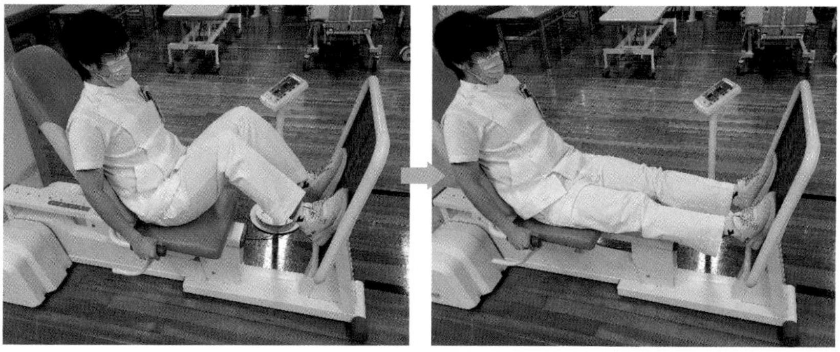

図7 レッグプレス機能の活用

意識レベルの高い患者であればセラボール(図6)での下肢屈伸運動や抵抗運動も有用であると考えます。踏みつけて下肢全体のトレーニング、困難であれば足関節の底屈運動で下腿三頭筋のトレーニングを実施してもよいと思います。実在するものではないですが、ベッドの機能に図7のようなレッグプレス機能がつけられるとレジスタンストレーニングや下肢筋力評価に使えるのではないかと考えます。

⊖ せん妄、認知機能低下予防ができる

ICU患者は80％の方がせん妄を引き起こすといわれています[9]。せん妄はICUでの死亡率や認知機能低下と関連し、予後を低下させる独立した因子です。また、過活動型せん妄や意識レベルの低下はリハの効果を減弱させるため予防・改善に務めなければなりません。

せん妄の原因は多岐にわたり明らかではないものの、環境は促進因子と考えられています。他のせん妄促進因子では、睡眠障害や不活動・身体抑制、感覚の遮断・過剰が挙げられます。どれも環境によって改善できる可能性を秘めており、以下に私がせん妄予防に理想的と考える環境を挙げていきます。

1 睡眠障害

ICU患者は医療者から見たら「よく寝ているな」と思っても、実際に翌日聞いてみたら、「全然眠れなかった」と答える方が多いです。この熟眠感が得られない要因として薬剤や疾患の影響を除くと照明や音の問題、日中の不活動などが要因として考えられます。

ICUに限らず病院の中は日中常に明るく、騒音が強い空間であることは間違いありません。夜間であっても急患が運ばれてきた瞬間、急激に明るく騒音が強くなります。ただでさえ日常とはかけ離れた治療空間であるICUでは、ゆっくり睡眠が取れるという人のほうが少ないでしょう。

では、睡眠障害を少しでも軽減させる工夫として私が考えることはICU内ではベッドはすべて個室、もしくは半個室空間とし太陽の動きに合わせて日中の照明の光量を調整でき、壁も防音性の高いものにできるのが理想です。夜間の睡眠が促進されれば日中の離床も進みやすくなり安定したサーカディアンリズムの獲得にもつながると考えます。また、可能であれば各個室に大きな窓や天窓をつけることが望ましいと考えます。屋外の陽の光の変化や時間感覚を取り戻す助けになり、外の温度や匂いを感じることは感覚刺激になると考えるからです。窓の設置が困難であれば映像で屋外の映像やプラネタリウム等を映し出すことが代替手段になりうるかもしれません。

2 身体拘束について

その他、ICUにおいてせん妄の要因として考えられるものに身体拘束が挙げられます。これは環境面の改善のみではなかなか難しい問題であるため、ICUでの体制を変える必要があると考えます。

私の理想は、可能であればボランティアスタッフがいることです。Hospital Elder Life Program (HELP)のように研修を受けたボランティアスタッフが医療ではないベッドサイドでのケアや抑制の予防を行うこと

は、せん妄の予防に有用との報告[6]があります。これは一般病棟での報告ですが、ICUでも有用だと考えられます。身体拘束はマンパワー不足により身体拘束の解除が困難となっています。特別な医療行為ではないため上記をボランティアスタッフにより実行していただき、認知刺激を入れることによりせん妄や認知機能低下の予防につながると考えられています。

3 基本動作

ICUで感覚低下の要因となるものとして、トイレ動作などの基本動作の抑制も挙げられます。本人が普段行っていた整容や新聞を読むなどの動作の補助、人手が不足しているためおむつでの排泄になるところを可能な限り補助することで本人の尊厳を守りながら認知活動の賦活を促せると考えます。

実際にわが国で行われた報告では、一般病棟ですがトイレ動作を積極的に誘導した場合せん妄の発症率を低下させた[13]というものがあります。少数の報告ではありますが、マンパワーが充実している場合そのような日常生活動作の支援もせん妄の予防になりうると思われます。

4 感覚刺激

テレビ視聴の報告も感覚刺激となり、せん妄の予防に有用であるといわれています。日中刺激なく経過する場合とテレビでニュースなどを視聴した場合、脳に入る情報量が変わります。

ICUで全部屋にテレビを置くことは難しいかもしれませんが最近は照明一体型のプロジェクターなどもあり、インターネットにつなげればテレビ視聴のみならずさまざまなコンテンツの利用や家族とのテレビ電話等も可能になります。効果は不明ですが、画面から食べ物を選ぶだけで選択した食べ物の味を再現できるようなモニタもあります。実際に選択した食べ物に近い味覚刺激を配合した液をプレートに噴射するもので、嚥下障害が多いICUでは感覚の刺激に有用かもしれないためアイディアとして提案します。

⊖ 精神機能障害予防のために患者のストレス軽減ができる

ICUでは退室後にうつや不安、PTSDなどの精神機能障害が報告されています。これらはQOL・ADL低下を引き起こし、精神機能障害の存在はリハの妨げになるため予防が必要です。精神機能障害の原因も特定されてはいませんが、ICUで起こる精神的苦痛やストレス、記憶障害を補填するための妄想記憶が原因ではないかといわれています。

1 病室

精神的苦痛やストレスに関しては前述しているような音や光の調節以外に、ICUという独特な治療環境が影響を与えていると思われます。ICUは医療スタッフでも行く機会がなければ緊張感を覚える場所です。そのため病院勤務でもない方は余計に緊張感を覚えストレスに感じると思います。

このストレスを減らすために、病院独特の雰囲気を薄めることができればよいのではないでしょうか。今までよく見られていたような病室ではなく、一流ホテルに来ているような雰囲気になるおしゃれで機能的、モダンかつ多様なタイプの部屋を用意すべきと考えます。例えば高齢者の方は和式の生活に慣れている方も多いでしょう。衛生面・治療上の機能面から畳に布団、というわけにはいきませんが和のテイストを取り入れた空間のほうが高齢者には馴染み深く安心できると思われます。独特な病院の雰囲気を消してホテルのような高揚感を演出する空間も精神的な苦痛を和らげると思います。

病室では、プライバシーを守るのか見通しのよい安全性を守るのか議論になることが多いですが、私が経験する中ではICUで自分の病状がわからない中、医師や看護師など医療者がすぐ見えるところにいるのはとても安心感があるという声を患者から耳にします。また、孤独感を感じることも強いストレスであったという経験もあるため、病室の入り口はガラス張りにしてスイッチひとつでスモークがかけられる調光液晶フィルムを取り入れるべきではないでしょうか。これであれば、必要時は室内の見通しとプライバシーを両立でき、近年はプロジェクターのスクリーンとしても併用できるため導入のメリットがあると思われます。

2 デバイス（インターネットサービス）

入院患者に聞かれることで多いことは、いつもしていること（誰かとの会話、外を散歩など）ができないのがつらい、状態は落ち着いているが医学的に安静が必要な方であれば暇な時間が多く何もできないことが苦痛などの訴えがあります。

前述のようにマンパワーが充実していれば、援助できること（好きなときに顔を拭く、話し相手になるなど）はボランティアスタッフに一任することも可能でしょう。

時間を持て余すことに関しては、昨今発達したさまざまな映像サービスコンテンツを使用してもよいのではないでしょうか。また、認知トレーニングや自発性の向上を求めるのであればゲームを行ったり、タブレットなどでアプリを楽しんでもよいかと思います。実際に任天堂から販売されているゲーム機であるWiiを使用した認知機能改善やうつのレベルを下げるという報告[5)]もあります。

タブレットを使用したアプリの使用も認知機能低下の予防・改善に効果的ではないかといわれています[3)]。他のデバイスと通信障害を起こす可能性があるなど配慮は必要ですが、日中の刺激を入れるには有用であると思います。これからはICUでも空間のみならずさまざま々なデバイスを使用し楽しみながらベッド上でできるサービスを増やしていく必要があると考えます。結果的にそれが精神的苦痛を減らすことにつながり、せん妄や認知機能低下、精神機能障害の予防につながるのではないでしょうか。

おわりに

PICSの概念が世の中に浸透し、身体機能改善に向けた取り組みやデバイスの進化は進んでいると思いますが、認知機能・精神機能障害に対する取り組みは未発達でないかと考えます。認知機能・精神機能障害は多様な要因が関連していますが、それだけに環境が与える影響も大きいと考えます。また、重症患者を個人の力だけで改善させることは難しいでしょう。今後、環境の力を借りながら多職種で協力し、お互いの仕事がしやすい職場が増えることを願っています。

執筆後記

今回、私が理想の環境を語らせていただく中で熱が入りすぎてしまい、スタッフの健康を守るため美味しい朝食が食べられるところや、患者も兼用で使えるマッサージ施設、帰りの買い物を気にしなくて仕事に集中できるようスーパーを隣接するなどいろいろ考えていたら、依頼の文字数が6,000字のところ、当初は倍以上の15,000字となってしまいました。そのためなるべく患者アウトカムに影響を与えるであろうものに絞らせていただきました。皆様の何かのご参考になりましたら幸いです。

引用・参考文献

1) Anekwe, David E., Sharmistha Biswas, André Bussières, et al. : Early Rehabilitation Reduces the Likelihood of Developing Intensive Care Unit-Acquired Weakness : A Systematic Review and Meta-Analysis. Physiotherapy, 107 : 1-10, 2020.
2) Burtin, Chris et al. : Early Exercise in Critically Ill Patients Enhances Short-Term Functional Recovery. Crit Care Med, 37 (9) : 2499-2505, 2009.
3) Hung, Lillian et al. : Using Touchscreen Tablets to Support Social Connections and Reduce Responsive Behaviours among People with Dementia in Care Settings : A Scoping Review. Dementia, 20 (3) : 1124-1143, 2021.
4) Ikezoe Tome et al. : Daytime Physical Activity Patterns and Physical Fitness in Institutionalized Elderly Women : An Exploratory Study. Archives of gerontology and geriatrics, 57 (2) : 221-225, 2013.
5) Jahouh, Maha et al. : Impact of an Intervention with Wii Video Games on the Autonomy of Activities of Daily Living and Psychological–Cognitive Components in the Institutionalized Elderly. International Journal of Environmental Research and Public Health, 18 (4) : 1-14, 2021.
6) Kojaie-Bidgoli, A. et al. : The Modified Hospital Elder Life Program (HELP) in Geriatric Hospitalized Patients in Internal Wards : A Double-Blind Randomized Control Trial. BMC Geriatrics, 21 (1) : 599, 2021.
7) Mehlhorn, Juliane et al. : Rehabilitation Interventions for Postintensive Care Syndrome : a Systematic Review. Critical Care Medicine, 42 (5) : 1263-71, 2014.
8) Nakamura, Kensuke et al. : High Protein versus Medium Protein Delivery under Equal Total Energy Delivery in Critical Care : A Randomized Controlled Trial. Clinical Nutrition, 40 (3) : 796-803, 2021.
9) Pandharipande, P. P. et al. : Long-Term Cognitive Impairment after Critical Illness. New England Journal of Medicine, 369 (14) : 1306-1316, 2013.
10) Schaller, Stefan J. et al. : Influence of the Initial Level of Consciousness on Early, Goal-Directed Mobilization : A Post Hoc Analysis. Intensive Care Medicine, 45 (2) : 201-210, 2019.
11) Toccolini, Beatriz Fernandes et al. : Passive Orthostatism (Tilt Table) in Critical Patients : Clinicophysiologic Evaluation. Journal of Critical Care, 30 (3) : 655.e1-6, 2015.
12) Zhang, Lan et al. : Early Mobilization of Critically Ill Patients in the Intensive Care Unit : A Systematic Review and Meta-Analysis. PLoS ONE, 14 (10), 2019.
13) 坂下竜也, 原麻理子, 原口健三：過活動型せん妄を伴う急性期脳神経疾患患者に対する排泄行為への介入効果. 作業療法, 38 (5) : 524-531, 2019.

薬剤師が働きやすいICU環境とは
～まずは多職種とコミュニケーションがとれる環境を～

柴田啓智
済生会熊本病院 薬剤部 薬剤管理指導室長 救急専門薬剤師

Summary

デザインとは、与えられた環境でゴールを達成するためにさまざまな制約下で、利用可能なアイテムを組み合わせて、ニーズを満足する仕様を生み出すことであると考えています。

薬剤師はICUでのニーズが高まっている現状があり、近年、診療報酬改定でも関連項目が加算対象となっています。しかしその歴史は浅く、調査の結果、現時点における薬剤師のデザインに対するニーズは、多職種が働きやすく薬剤師とコミュニケーションが取りやすいという環境に関するものが多いことが明らかとなりました。

薬剤師は薬の専門家として、薬の有効性と安全性を担保できるデザインを積極的にチームへ提供しなければなりません。そのことが、今後のICUにおける薬剤師の活躍をさらに加速させる鍵になると信じたいです。

Point

- □ 薬剤師はICUデザインについて積極的に介入する必要がある。
- □ 看護師が薬剤調製の際、患者から離れる時間は短時間となることが望ましい。
- □ 薬剤情報はベッドサイドで、投与の実際は遠隔でも確認できる環境が望ましい。
- □ 薬剤師は多職種とのコミュニケーションを円滑にするソフト面のデザインを意識したい。

はじめに

ICUにおいて、薬剤師のニーズは高まっています。エビデンスの側面からみても、薬剤師のICU配置は医療安全の観点からメリットが大きいことが知られています[1)]。しかしながら、未だ薬剤師がICUで活動した歴史は浅く、全国的にはICUを所有しているが薬剤師が配置されていないという施設は見受けられます。

このようななか、薬剤師がICUデザインに期待しているものは何でしょうか。筆者は独自に薬剤師を対象としたアンケート調査を実施しました。アンケートは全国から募集し、51人の薬剤師から回答が得られました。

「薬剤師が働きやすいICUには、どのようなデザインをイメージしますか？」という問いに対して、フリーテキストで回答していただき、得られたワードクラウドを**図1**に示します。俯瞰してみると、比較的標準的な項目が並びます。薬剤師のニーズは、ICUに薬剤師が使用できるデスクがあり、PCが完備されていて、電子カルテが閲覧でき、患者を見渡せ、多職種とコミュニケーションが取れる環境に現段階のニーズがあるようです。現時点では、多くのスタッフが働くICUにおいて薬剤師が求める環境とは、先進的な取り組みではなく、ICUに配置されている設備を薬剤師のタイミングで使用できることのように思われました。

図2に、同じアンケートの階層的クラスタリングを示します。ここでも専用のPCがあることや、コミュニケーションを取りやすい環境が求められていることがわかります。薬剤師から積極的に多職種とコミュニケーションを取る努力はもちろん必要ですが、多職種からも進んで薬剤師にコミュニケーションを取っていただけると薬剤師はさらに職能を発揮できると考えます。

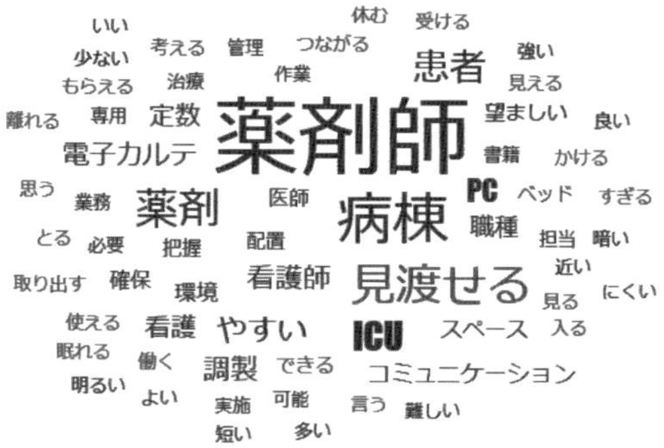

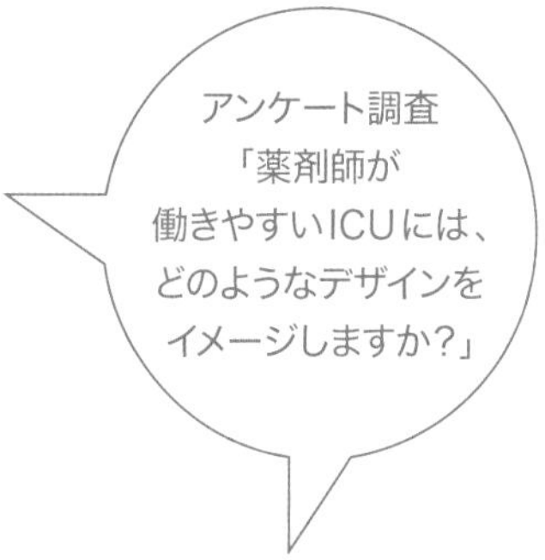

図1 アンケート結果のワードクラウド

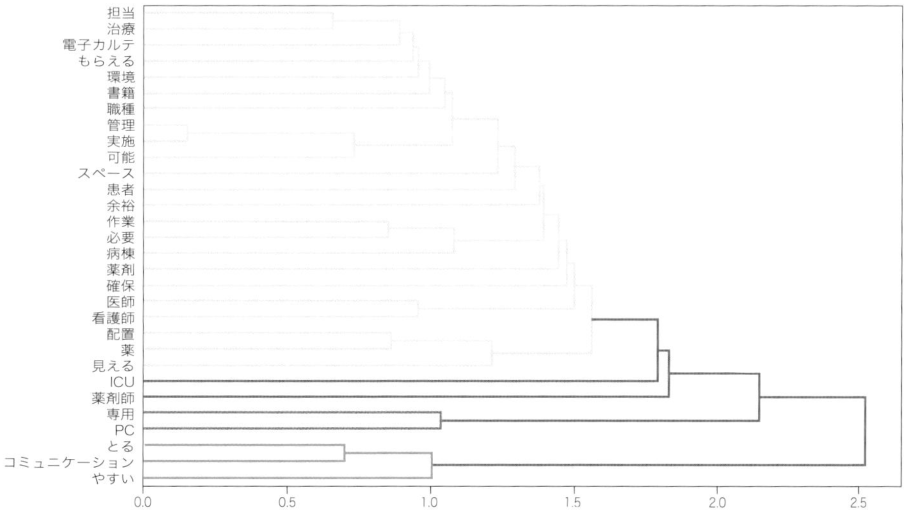

図2 アンケート結果の階層的クラスタリング

⊖ 病室（個室、大部屋など）、病床（有床数）、面積（広さ）関連

ICUでは看護師の配置基準が存在します。しかしながら、薬剤師は病棟薬剤業務実施加算に従って配置されている場合が多く、病床数に関わらず、多くの施設についてICUに1名の配置です。とくに大学病院などにおいて、ICUやNICU、SCUなどICUが細分化している場合は、そのエリアに1名の薬剤師が必要となり、おのずと担当する病床数は少なくなります。一方でジェネラルなICUを有する病院では、担当する患者は多く、薬剤師の業務は煩雑となる傾向があります。

筆者の見解では、ICUにおいて多くても10床につき1名の薬剤師は必要でしょう。薬剤師が行いたい業務としては、入室時と退室時のアセスメントや日々のby systemによる患者の全身評価を基本とした薬剤モニタリング、看護師からの配合変化の問い合わせや、医師からの各臓器機能に応じた薬剤投与量の相談など非常に多岐にわたります[2)]。現時点では診療報酬に見合わない配置ですが、病院でコンセンサスが得られるならば、10床に1名の薬剤師の配置を検討していただきたいです。

個室か大部屋かの議論については、プライバシーの観点からは個室が望まれ、患者へのアクセスやモニタリングの容易さからすれば大部屋に優位性があると思われます。複数のメカニカルサポートを受けている患者も多く存在するため、搬送の際は個室の扉などが障害となり得ます。薬剤に関しても、複数の薬剤が投与されている場合が多く、シリンジポンプがタワーラックに連立します。スマートポンプなど、画面のカラーコーディングやリミットの設定、視認性の高いラックなど、機器のデザインも随分向上し、薬剤のリスクマネジメントに大きく関与していると思われます[3)]。

⊖ スタッフ（ワークステーションなど）関連

薬剤師と多職種とのコミュニケーションの多くは、カンファレンスのときに生じると思われます。カンファレンスルームの環境やデザインも施設によってさまざまで、集中してカンファレンスに挑むためにICUと隔てて配置されている場合や、患者を実際に観察しながらカンファレンスができるようICUに広くオープンスペースがとられている場合もあります。どちらにもメリットがあり、一様に判断はできませんが、カンファレンスにおいて薬剤師が発言できる時間的なデザインが確保できるとありがたいです。

その他のスタッフ関連としては、薬剤の調製エリアが挙げられます。無菌的に調製するためにはクリーンベンチの設置が求められる場合もありますが、現時点でクリーンベンチまで設置しているICUはきわめて少ないのが現状です。衛生的に調製するため、調製スペースは患者エリアから離して設置されていることが多く、調製に関しても薬剤師が行っている施設は限定的で、看護師が調製している現状があります。このことから、看護師は患者に使用する薬剤を調製する場合、患者のベッドサイドから離れる必要があります。このことは同時に、患者のモニタリングが中断されることにつながります。看護師の患者モニタ

リングを中断させないことに主眼を置くならば、薬剤師が薬剤調製を行うことにメリットはあります。海外では薬剤師の監督のもと、テクニシャンによる薬剤調製が実施されていて、今後のタスクシフトが期待されます。

加えて、近年感染症などを理由にICUでも患者を隔離した状況で治療を行う場面が増えました。医師、看護師、理学療法士、臨床工学技士など、そのような状況下でも患者と直接接する必要がありますが、薬剤師はその限りではないと判断されている医療機関は多いようです。しかし、隔離された患者でも安全な薬剤モニタリングは薬剤師の必須業務です。そのような場面でITを活用した遠隔モニタリングは有用です。**図3**に示すように、当院でも遠隔モニタリング可能なITを実装しました。このことで、グリーンゾーンからも薬剤のモニタリングが可能となり、有効な薬剤介入が実施できています。今後、ITリテラシーはICUデザインに必須の要素となると思われます。

さらに、IT活用の観点から医薬品情報へのアクセス環境について言及します。セキュリティの観点からWEBと電子カルテが同じ端末で閲覧できる環境の実現は、ハードルが高いですが実現できた場合、情報へのアクセスが容易になり、働きやすさの改善につながります。多くの医薬品安全性情報やUp To Dateなどへタイムリーにアクセスができるようになると思います。

このように、ベッドサイドで展開されている患者状態や薬剤等の実際は遠隔で、治療に必要でWEBなど遠隔に存在する情報はベッドサイドで確認できるような、ITを活用した患者と情報のクロストークが実現できるICUデザインは好まれるように思います。

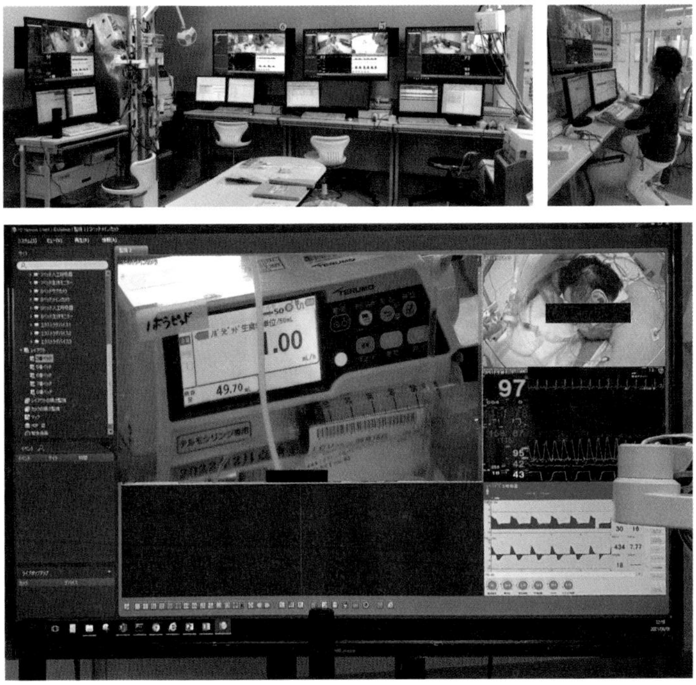

図3 ベッドサイドの遠隔モニタリング

㈢ 機材室、倉庫関連

❶ 薬剤をICUにどの程度ストックするか

病院機能評価や医療安全の観点から、患者に投与される薬剤は、薬剤師の鑑査を通ってから投与されることが求められています。一方で、患者の重症度によって、なるべくスピーディに薬剤を投与しなければならない場面がICUでは存在するため、どの施設でもICUに多くの薬剤をストックしている現状があります。ストックから使用される場合、投与前に薬剤師のチェックが入ることは少ないです。

このような利便性と安全性のあいだで、薬剤をICUにどの程度ストックするかという議論は尽きません。このことはICUのみならず、病院全体のデザインとも関係しています。例えば、セントラルの薬剤部とICUが近い場合は、ICUにストック薬を配置せずとも、比較的タイミングよく薬剤を準備することはできるでしょう。

❷ ICUストック薬の定数は？

ICUストック薬の定数についてはどうでしょうか。当院では平日日勤のみICUへ薬剤師が配置されていますが、ICUの重症度に応じて、ストック薬の定数を変動させています。麻薬の配置は行っていませんが、挿管患者が多い場合は鎮痛薬を使用したうえで鎮静薬の使用も増える傾向にあるため多めにストックしたり、重症膵炎や敗血症など多量の輸液が必要な患者が多い場合は、リンゲル液などのストック数を見直します。

ストック薬と医療安全との関連は、1つの薬剤の個数よりも、薬剤の品目数に依存すると考えられます。具体的には、ミダゾラム注が5アンプル在庫することと、10アンプル在庫することは、薬剤師の鑑査を通すということを正義とするならば、医療安全のリスクは大きく変わりません。もちろん、在庫数が大きくなることは、薬剤がストックから使用される回数や、複数の患者に使用される可能性を大きくすることにはなりますが、ミダゾラム注のストックを置かないことが一番です。

しかし、ストック薬を置かないことは非現実的と考える方は多いでしょう。となれば、医師の指示をデザインするほかありません。多くの医師が十人十色の指示を出せば、おのずと投薬に関わるインシデントは増えます。そうならないように、注射薬の希釈方法を統一したり、ストック薬の使用を促す医師の指示を統一することは大変重要な作業です。ICUをクローズ型のデザインにすることも一助となりますが、クローズ型の施設ほど多数の集中治療医を要している場合が多く、やはり薬剤使用に関する統一は必要です。セミクローズ型やオープン型にデザインされたICUであれば、診療科を超えた統一が必要であり、その取りまとめは困難をきわめます。

この困難を打開したのが当院では薬剤師でした。中立的な立場で1つの診療科によらず、希釈方法を統一していきました。その恩恵でスマートポンプのアドバイザリ機能や、上限・下限アラームも有効に活用することができています。薬剤師がICUにおけるソフト面のデザインに貢献できた一例です。

家族関連

患者の現状を家族に届けるという観点では、ITがICUデザインにもたらした恩恵は大きいでしょう。限定的ではありますが、薬剤師業界でも、近年オンライン服薬指導が実施されるようになり、モニタを通して患者や家族に薬の説明を行うことが許されるようになりました。このようなデザインが追い風となり、家族への薬の説明はオンラインで実施する未来が来るのかもしれません。また、患者がスマートフォンをICUで扱うことが許されるならば、FaceTimeやZOOMなどで家族を近くに感じることができ、非日常であるICUでの入院生活が日常に近くなる環境デザインを提供でき、せん妄などのリスクを軽減することができるかもしれません。集中治療室は病院内でも敷居の高いエリアであるという家族の印象が、ITを活用したデザインによってもっと身近になる日は近いように感じます。

その他

デザインの定義は冒頭に述べたとおりですが、デザインがもたらすイノベーションは、病院内では、多職種とのコミュニケーションから生まれると感じます。薬剤師が持っている知識が、多職種のニーズに触れたとき、化学反応が起きてよりよいデザインのイメージが出来上がるように思います。さらに、医療サービス業はある角度からみると非常に閉鎖的な側面があり、これまで異業種との交流が少なかったように思われます。

これから画期的なICUデザインを創造するためには異業種との交流が鍵になると考えます。事実、筆者はオープンイノベーションセミナーなど異業種と関わる機会を積極的に持つように心がけていて、運搬業、ホームセンター、食品会社などの意見が薬剤師業務のデザインに気づきを与えてくれたことは数知れません。薬剤師のみならず、院内の多職種とコミュニケーションが取れる環境が整っているならば、さらに手を拡げて、異業種とコミュニケーションを取る機会を設け、ICUデザインにイノベーションをもたらしてほしいと思います。

おわりに

薬剤師が考えるICUの環境とデザインについて概説しました。ICUでの医療に参画して間もない薬剤師は、現時点でハード面について先進的なデザインを求めておらず、現在使用できるハードをタイムリーに使用でき、多職種とコミュニケーションが取れる環境を望んでいました。そのコミュニケーションの中から、自施設のICUデザインを向上させるアイデアはきっと生まれてくると考えます。薬剤師はソフト面のICUデザインを意識するように心がけ、多職種が働きやすい環境をイメージして日常業務に取り組んでいただきたいと思います。患者メリットだけでなく、ICUデザインに薬剤師が貢献できたとき、本当のICU

チームに加えていただけたと実感できると信じています。

執筆後記

ソムリエってかっこいいですよね。食事に合ったワインを選び、そのワインにまつわるエピソードで会話に花を添える。このような素敵な職業はたくさん存在していて、バリスタ、パティシエ、ショコラティエなどなど、どれも素敵ですよね。薬剤師も診断に合った薬を選び、その薬にまつわるエピソードで会話に花を添え……ているわけではないですが、ソムリエとやっていることは変わらないのに評価はいつも「マニアック……」。薬剤師って、アンサングだと思いませんか？

引用・参考文献

1) L L Leape et al. : Pharmacist participation on physician rounds and adverse drug events in the intensive care unit. JAMA., 282 (3) : 267-270, 1999.

2) 一般社団法人 日本集中治療医学会集中治療における薬剤師のあり方検討委員会：委員会報告 集中治療室における薬剤師の活動指針．日本集中治療医学会雑誌，27 (3) : 244-247, 2020.

3) テルモ株式会社ホームページ https://www.terumo.co.jp/medical/equipment/me324.html （テルフュージョン® シリンジポンプSS型）

管理栄養士の視点からみた 理想的なICU環境とは

真壁　昇
関西電力病院 疾患栄養治療センター部長 兼 栄養管理室長

Summary

わが国の2020年度診療報酬改定において、ICUでの早期栄養介入管理加算が新設され専任の管理栄養士配置が求められたことから、ICUで活動する管理栄養士が増加しました。また、ICU環境では管理栄養士のみならず薬剤師や理学療法士、臨床工学技士などが各々の専門性を発揮すべく活動しており、わが国のICU環境は大きく変わりました。そのため、ベッド周りでの処置や回診時、またICUスタッフ・ワークステーション環境での情報共有やディスカッションの重要性が増しています。このようにICU環境は多職種協働の領域となり、スタッフ増加に伴うスペースの課題を含め再考される時期と考えられます。

管理栄養士の視点から、早期病態改善に向けた栄養評価と戦略、それに伴う理想的な栄養食事管理を鑑みたハード面の充実が期待されます。

Point

- □ 早期からの栄養管理によって患者予後が改善することから、ICU専任の管理栄養士が配置され、ICU領域も多職種協働体制となった。
- □ ICUで活動するスタッフ数の増加に伴い、効率的かつ質の高い業務展開のために、ICU全体のスペース拡大やハード面の拡充が期待される。
- □ 食事の配膳・取り置き・下膳に関わるパントリーなどの設置により、衛生的かつ安全性、利便性などが向上する。
- □ 栄養療法を支える医療デバイスなどのハード面が充実した環境では、適切かつ質の高い治療展開が期待でき、患者ベネフィットが向上する。

はじめに

2020年度の診療報酬改定により早期栄養介入管理加算が新設され、特定集中治療室(以下、ICU)で入室後早期から経腸栄養等の必要な栄養管理が行われた場合に算定できるようになりました。2022年度の同改定では、対象病棟がHCUやSCUなどにも拡大しました。

早期栄養介入管理加算は、ICU入室から48

時間以内に栄養投与を開始した場合、そうでない患者と比べ、死亡率の低下やICU在室日数の短縮、平均在院日数の短縮などのエビデンスを踏まえて新設されたものです。この算定の条件は、栄養サポートチーム(NST)での栄養管理経験3年以上かつICUでの栄養管理経験3年以上などを持つ専任の管理栄養士の配置が求められ、今日ICUで活動する管理栄養士が増加しています。また、ICU環境では管理栄養士のみならず薬剤師や理学療法士、臨床工学技士などの多職種介入が開始されており、わが国のICU環境は大きく変わってきました。

本項の執筆にあたり、筆者はICUでの栄養管理経験が長いことに基づいた視点で、今後のICU専属の管理栄養士がベストな栄養ケアを実践するための理想的な環境に関して考察します。

㊀ 病室や病床の面積

ベッド周りの面積として1床あたり20m^{2}以上が推薦されていますが[1)]、今日の高度医療化に伴い人工呼吸器やECMO、人工透析装置など医療関連デバイスが占める面積、さらには多職種介入に伴う回診人数の増加を鑑みると、現状の最低面積基準20m^{2}では狭く、ベッドセンター間の最低距離基準(間口)である3.6mでも狭いために治療計画に関わるディスカッションに参加できないことがあります。また、一部の患者では食事摂取または経腸栄養投与に伴うポジショニング調整(リハビリテーション含)によって、せん妄対策や除脂肪体重の維持向上など治療上のメリットが報告されていることからも、安全面を考慮した面積が必要と考えられます(図1)。

具体的な数値を示すことは難しいですが、医療関連デバイスが設置されたベッドサイドに最大10名が集まりディスカッションができればと考えます。また、栄養評価のために用いる機材として、人工呼吸器程度の大き

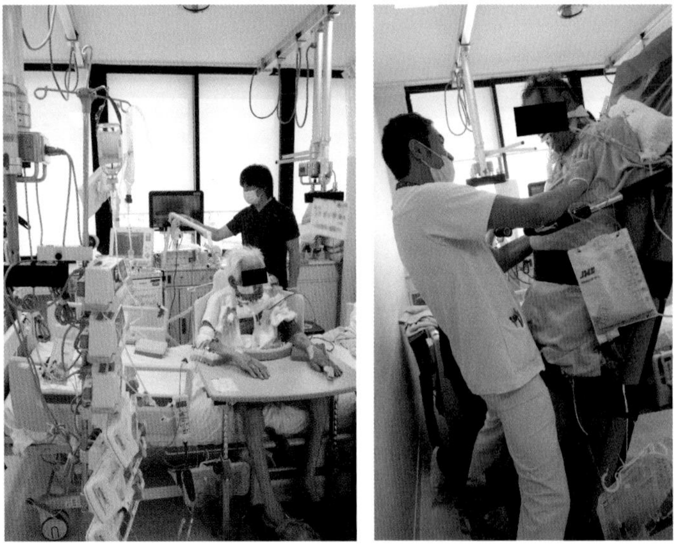

図1 食事摂取または経腸栄養投与に伴うポジショニング調整の例

さがある間接熱量計や体構成成分分析装置を使用することがあるため、安全面などを踏まえたベッド周りの面積確保が重要と考えます。

㊁ スタッフ・ワークステーション関連

多職種における各種業務の多くが電子カルテ端末を必須としています。管理栄養士においても栄養アセスメントから栄養計画、再評価、さらに早期栄養管理介入加算に基づく1日3回以上の必須項目の入力など、一定の時間をかけた入力作業が必要であり、ベッドサイドの電子カルテ端末のみに頼る業務遂行は困難です。

とくに、ICUなど超急性期を担う電子カルテシステムは、一般病床のシステムと異なり、部門システム化されていることがほとんどです。そのため、他病棟や他部門での閲覧・記載に制限があることが多く、ICUスタッフ・ワークステーションに設置された端末での入力作業が主となります。施設によっては、移動式の電子カルテ端末を各部門で備え対応している場合も散見します。スタッフ・ワークステーションでは、多職種が不自由なく用いることができる電子カルテ端末数、座席数のほか、カルテ入力以外に多職種が集う定期的なカンファレンスも必須であるため、多職種全員が不自由なくワークができる空間であってほしいと考えています。

また当然ながら、大学をはじめ一般病院においても、教育的カンファレンスを臨床現場で行うことが少なくないため、それに対応した床面積や大型ディスプレイの導入など、15年以上先を見据えた環境にフレキシブルに対応するための広さが肝要と考えます。

㊂ 機材室、倉庫関連

栄養評価などで管理栄養士が用いる医療デバイスの中で大型機材は少ないです。主な機材としては身長体重計、吊り上げ式体重計、間接熱量計、身体構成成分分析装置、握力計、メジャー関連であり、機材室や倉庫の一部を占領します。そのほか、食事や栄養剤などの配膳・下膳に関連した望ましい環境に関して述べたいと思います。

1 食事の配膳・取り置き室（部外者が立ち入らない安全な部屋・パントリーなど）

小児用ミルクや食事・栄養剤摂取が可能なすべてのICU入室患者においての栄養食事管理は、早期からの開始が医学的アウトカムの面から重要とされます。食事提供の実際においては、処置など治療のタイミングや食事介助に関わる看護師のみならず言語聴覚士などのマンパワーにより、ICUへの食事到着から経口摂取開始に至るまでの時間が長引くことがあり、食べるときには冷たく硬くなってしまい食事摂取量に影響するばかりか、衛生管理上の問題が危惧されます。

その対策として、食事を適切な温度で一時保存できる温冷配膳車、または温蔵庫や冷蔵庫が設置されていることが望ましいです。ただし、衛生的な観点から安全なスペースまたはパントリーなどの栄養食事関連専用室において保存し、他の患者はじめ家族などの部外者が立ち入ることのできないことが重要となります。また、栄養食事関連専用室の配置に際しては、食事そのものの匂いが他の患者を快適または不快にすることがあるため換気設備を有したうえで、ベッドスペースから少し離れた場所が理想といえます。この場合、例えば温冷配膳車の設備を運用する場合には三相250V、20Aの電源整備が必要になります。

この他、パントリーなどに小さくても炊事スペースがあることで、簡単な食事内容の調整(誤嚥防止の嚥下調整食への調整など)や、麺類など調理から摂取までに短時間で提供することが望まれる料理などにも対応でき、「食」がせん妄や不穏対策につながる場合もあります。NICUなど乳幼児の調乳室や成人の栄養剤の調整場所、また経腸栄養デバイス(栄養ボトルなど)の洗浄・調整場所として衛生的に利用でき、安全性、利便性が向上します。ICU環境では食事を食べられない患者が入室することが多いため、パントリー不要論の先入観がありがちであり、考慮いただきたいと思います。

2 食事の下膳室

食後の残渣物や食器の下膳は、食品衛生法および感染症対策や医療安全面から、専用の下膳車、または衛生管理された下膳スペースは必要です。にもかかわらず、下膳車の設置スペースを設けず、廊下などに置く病院が散見されますが、長い時間にわたり置くことはきわめて危険です。

一般病床において、認知症を伴う他の患者などが他者の下膳食を食するアクシデントが報告されており、注意喚起されています。食後の残渣物や使用済み食器を比較的長く置く場合には、鍵付きなどの扉のある下膳庫が推奨され、あらかじめ置き場所の設置を検討しておいたほうが賢明でしょう。

⊖ 家族関連

患者の家族などに対して、これまでの栄養食事摂取状況や生活状況に関わる状態の聞き取り調査を行うことがあります。家族のプライバシーを保護できる小部屋やブース、また不測の事態にも対応できるよう、スタッフ・ワークステーションの一部として、通信手段が確保されている面談室があることが望ましいです。

⊖ その他：医療デバイス

栄養療法を支える医療デバイスなどのハード面が充実した環境では、適切かつ質の高い治療展開が期待でき、患者ベネフィットが向上します。とくにICU管理となる重症患者の多くは、炎症性サイトカインストームに伴い蛋白異化が亢進した状態であり、適切な栄養管理によって除脂肪量の消耗を限りなく抑制することが疾患栄養治療のポイントとなります。

そのうえで最も重要な指標となるエネルギー消費量の盲目的な推定は難しく、昨今の各種ガイドラインは間接熱量計を用いることが推奨されています。間接熱量計により、人工呼吸器装着患者や自発呼吸患者の呼気、吸気の流量及び酸素濃度、二酸化炭素濃度を測定することにより、エネルギー消費量が把握できます。さらに、呼吸商もわかるため、生体内で消費されている糖質、蛋白質、脂質の動態がリアルタイムで測定でき、適切な栄養治療を行うことが可能です。また、栄養管理の大きな目的は、除脂肪量の維持・改善を目指すことであり、これによって予後改善が期待できます。除脂肪量の把握のためには体構成成分分析装置が必要となります。両者の医療デバイスともに100Vの電源を用いてベッドサイドで測定可能です。このように適切な栄養管理を支援する医療デバイスを設置した理想的な環境整備により、よりよい医療が提供されるものと確信しています。

なお、栄養療法のアウトカム指標として、血液検査や蓄尿検査などから得られる情報量は多く、これら各種検査体制の整備はこれまで通りに重要です。盲目的から根拠ある栄養療法の実践のために、必要とされる医療デバイスが設置されたICU環境は理想的といえます。

おわりに

ICU領域に関わる医師をはじめとした多職種がポテンシャルを最大化するうえで、その環境要因は大きいです。ICUで仕事をする各専門家が求める理想的な環境がまとめられた書物は少なく、本書がICUを設計し改築するうえでの参考となることを祈念します。今後の時代的変遷により、その理想は変わることが推測されるため、次の世代を担う管理栄養士にバトンを託します。

執筆後記

わが国の6つの病院におけるICUで仕事をしてきました。大学病院から一般病院、専門病院とそれぞれの特徴があり、どれもが興味深い環境に醸成されていました。異なった環境であっても共通点があり、医療人として志の高いモンスターのようなスタッフがいることで、皆が一心となって理想的なテーラーメード医療を目指して働いている姿を目の当たりにしてきました。このモンスターにも種類があるようですが……（笑）。

理想的な医療環境のためにハード面でのICUの環境整備はきわめて重要なことですが、ソフトを担う医療人の存在が、それよりも重要ということを実感してきました。小生もそんなモンスターとともに研鑽し、後世に残る仕事をしたいものです。

引用・参考文献

1）一般社団法人 日本集中治療医学会理事会，日本集中治療医学会集中治療部設置指針改訂タスクフォース：提言 集中治療部設置のための指針 2022年改訂版．日集中医誌；29：467-484, 2022.

MEMO

索引

[さ]

[た]

[な]

[は]

[ま]

[や]

[ら]

スタッフを支(ささ)える ICUの環境(かんきょう)とデザイン

発　行　2023年7月10日　第1版第1刷発行
監　修　道又元裕(みちまたゆきひろ)
発行者　兼久隆史
発行所　ヴェクソンインターナショナル株式会社
〒101-0054
東京都千代田区神田錦町3-15　NTF竹橋ビル 8階
TEL 03-6272-8408　FAX 03-6272-8409
https://www.vexon-intnl.com/
印刷所　文化堂印刷株式会社

Published by VEXON-INTERNATIONAL Inc.
Printed in Japan
ISBN978-4-910689-02-9　C3047